Xen-imago

Imke Folkerts
Konstantin M Mihov

Make-up ab 40

Selbstbewußte Schöheit:

Anleitungen und Portraits

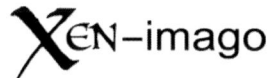

Bibliographische Information der Deutschen Bibliothek.
Die Deutsche Bibliothek verzeichnet diese Publikation in der
Deutschen Nationalbibliographie; detaillierte bibliographische Daten
sind im Internet über http//dnb.ddb.de abzurufen

ISBN: 978-3-9813616-3-6

Deutsche Erstausgabe, 1. Auflage März 2011

Alle Rechte für die deutsche Ausgabe
Copyright 2011 bei Josef J. Sprotte
Wissenschaftlicher Buch- und Filmverlag
Köllnische Str. 38 a
12439 Berlin
Deutschland

Alle Rechte vorbehalten, insbesondere das Recht der mechanischen,
elektronischen oder fotografischen Vervielfältigung, der Einspeicherung
oder Verarbeitung in elektronischen Systemen, des Nachdrucks in
Zeitschriften oder Zeitungen, des öffentlichen Vortrages oder
Übertragung durch Rundfunk, Fernsehen oder Video, auch einzelner
Textteile.

Printed in Germany

Besuchen Sie unsere Website: http://www.xenimago.de

Imke Folkerts: Text
Konstantin M Mihov: Fotos und Gestaltung

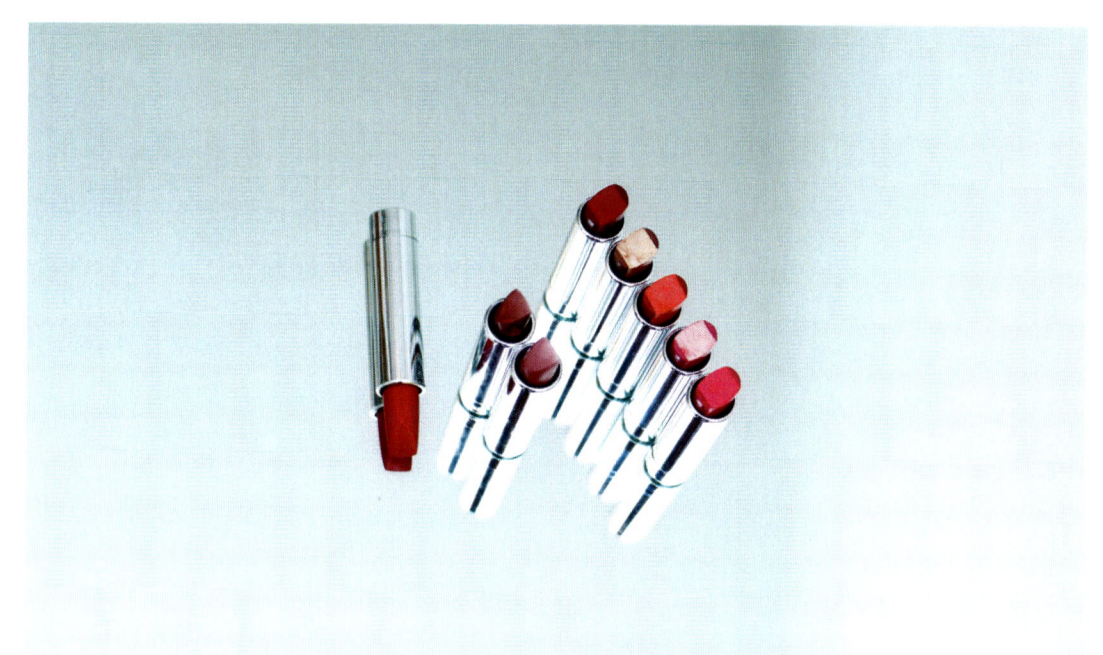

Inhaltsverzeichnis

Seite

Einführung	1
Die Make-up-„Landkarte" des Gesichts	5
Alles eine Frage des Stils	9
Schritt für Schritt...	11
Was ist das Besondere am Make-up ab 40?	17
„Vorsicht – Falle!" Und wie man sie umgeht...	25
Wahre Schönheit	27
Portraits	29

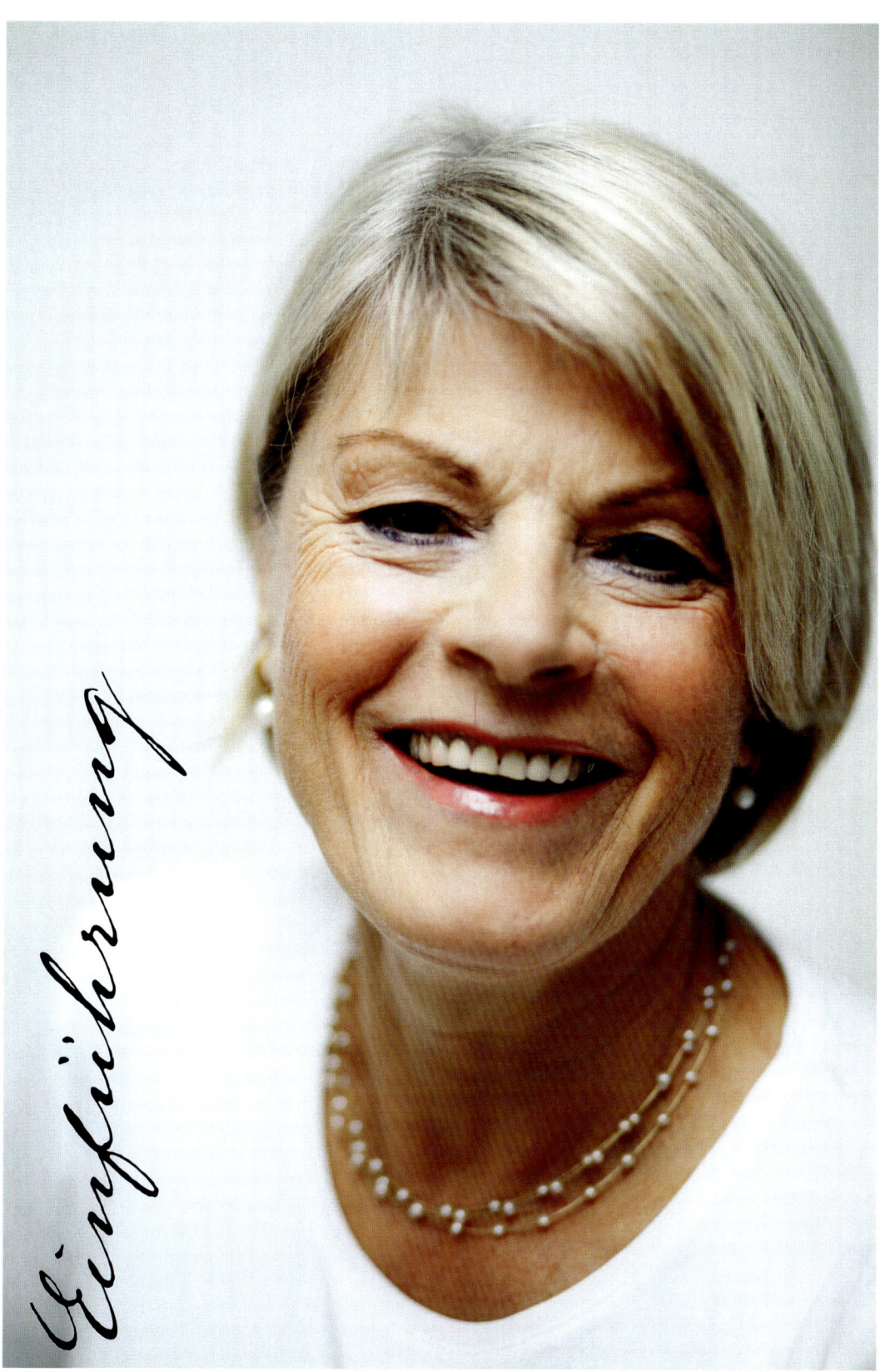

Einführung

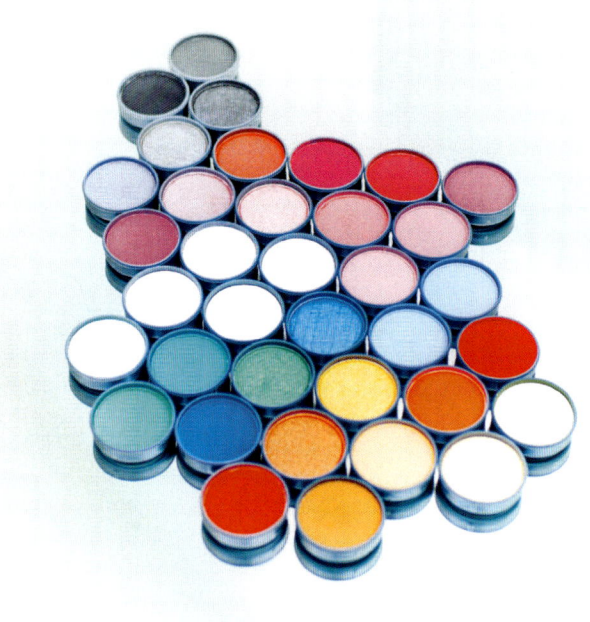

„Eine Frau kann mit 19 entzückend, mit 29 hinreißend sein, aber erst mit 39 ist sie absolut unwiderstehlich. Und älter als 39 wird keine Frau, die einmal unwiderstehlich war!"

Coco Chanel

Nun, sie startet trotzdem selbstbewusst in eine neue Dekade ihres Erscheinungsbildes – und stellt fest, dass sie erst jetzt - jenseits der magischen Grenze - tatsächlich erwachsen und schön ist. Ganz neue Perspektiven tun sich auf, sie weiß, was ihr gut tut und was ihr wichtig ist. Ab 40 geht eine Frau häufig neue Wege, sie wird unabhängiger in ihrem Denken und Handeln. Ihr Gesicht spiegelt ihre selbstbewusste Schönheit wider – aber auf der Verfolgungsjagd nach Fältchen übersieht sie dies recht oft.

Das vorliegende Anleitungsheft zeigt einfache, zeitlose Alltags-Make-ups, die die Schönheit von Frauen über 40 wirkungsvoll unterstreichen und (hoffentlich) deutlich machen, dass Fältchen ziemlich nebensächlich sind. Alle Make-ups lassen sich in wenigen Schritten herstellen und sind für die tägliche Anwendung gedacht. Sie sind das „Kleine Schwarze" für's Gesicht, das einfach immer passt.

Alle Porträts sind bei Tageslicht aufgenommen und nicht digital nachbearbeitet. Fotografiert wurde mit einer Canon EOS 1Ds Kamera und einem Canon ES 85mm f1.8 Objektiv. Sie zeigen eine „Vorher"-Version des Make-ups, bei der lediglich leichte Grundierung und Abdeckcreme aufgetragen wurde und eine „Nachher"-Version mit komplettem Make-up. Es war unser Bestreben, die Grenzen und Möglichkeiten eines unkomplizierten Make-ups darzustellen.

Die Fotomodelle sind Bekannte, Freunde und Verwandte zwischen 40 und 80 – mit einer Ausnahme: Saskia ist Mitte Dreißig, aber ihre „Smoky Eyes"- Variante ist auch über 40 noch sehr tragbar.

Probieren Sie die Schritt-für-Schritt-Schminkanleitung einmal aus. Und im Zweifelsfall nehmen Sie noch einen kleinen Tick mehr Rouge, den „Kuss der Jugend"...

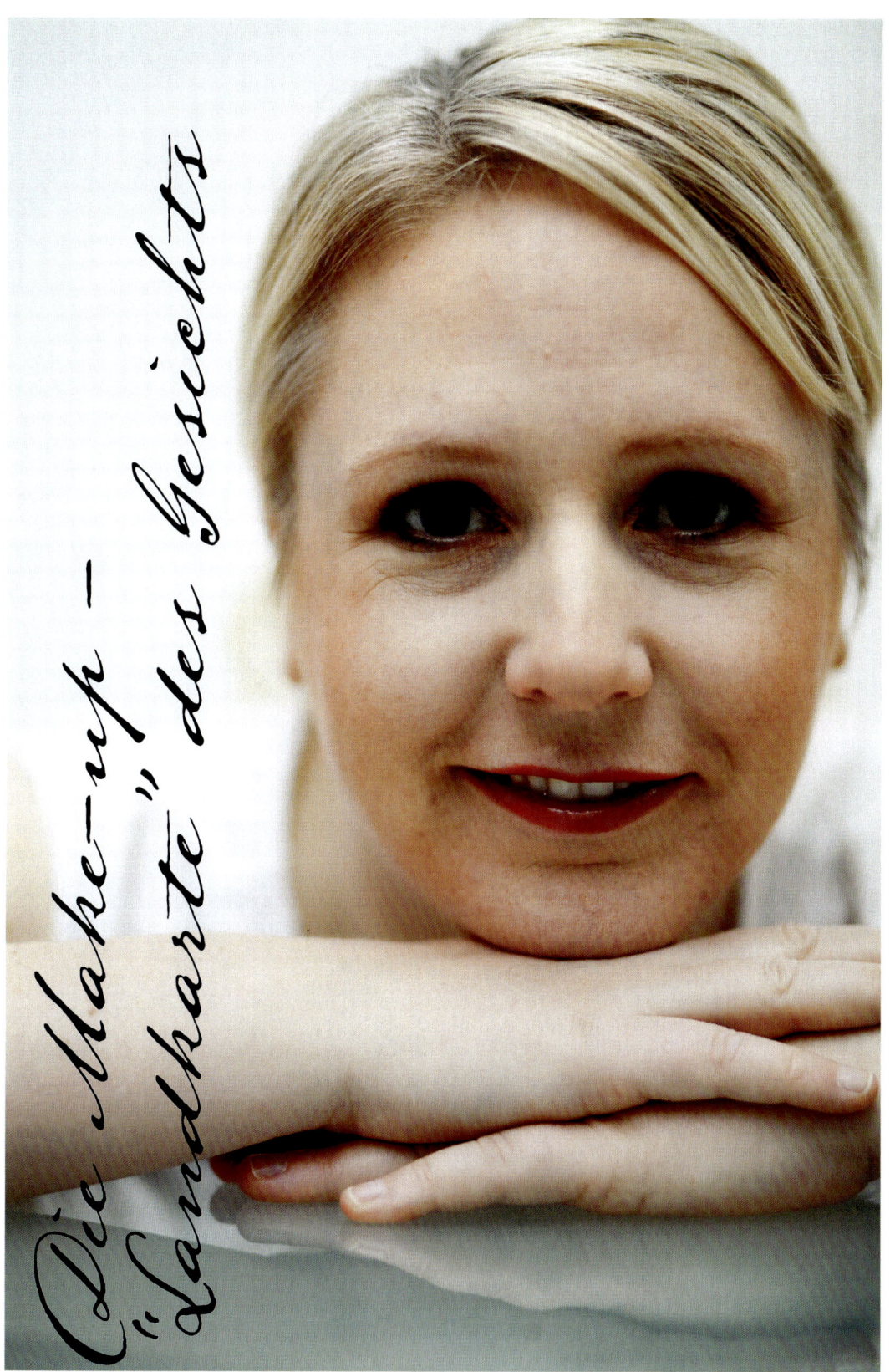

Die Make-up-"Landkarte" des Gesichts

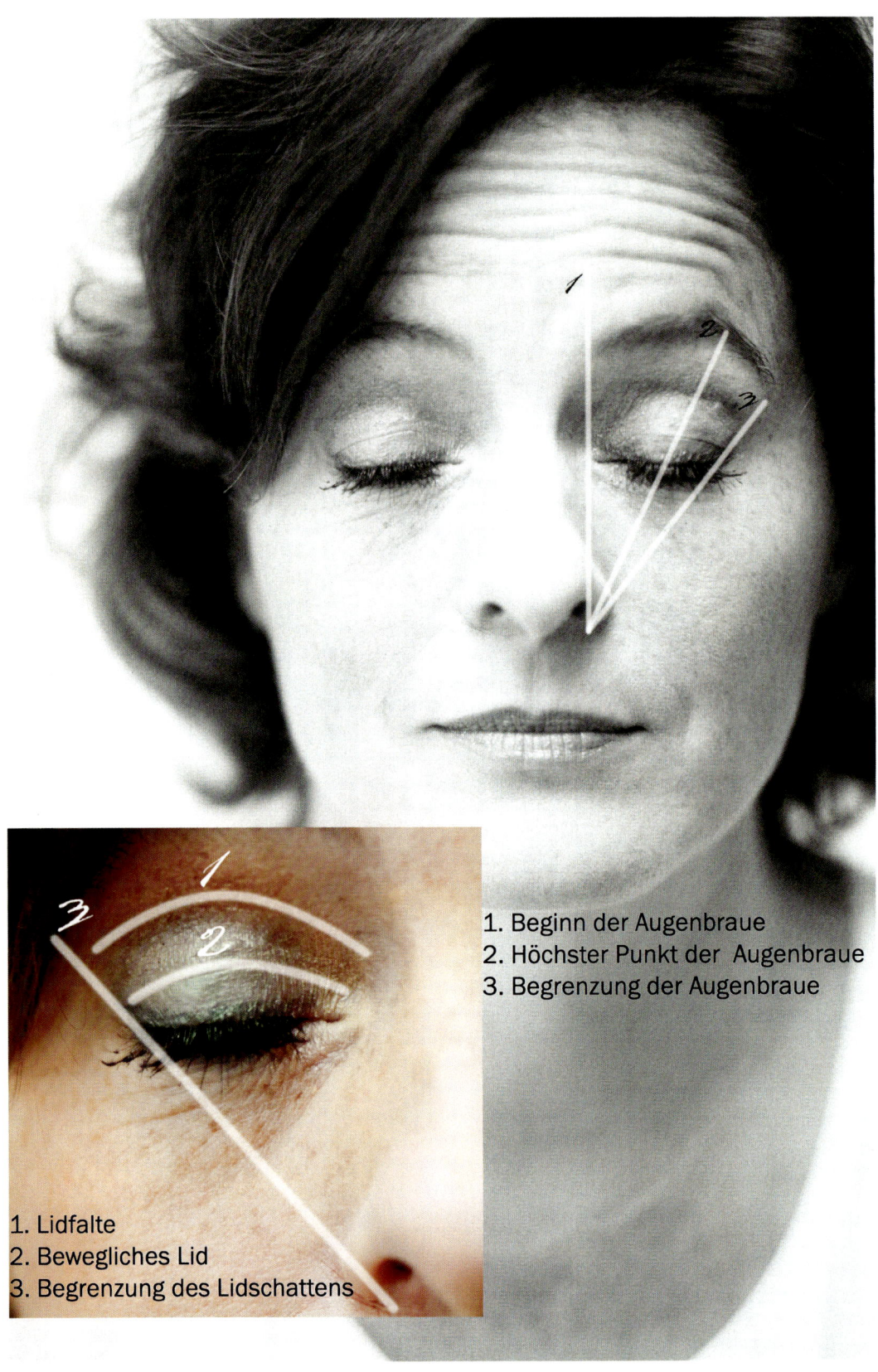

1. Beginn der Augenbraue
2. Höchster Punkt der Augenbraue
3. Begrenzung der Augenbraue

1. Lidfalte
2. Bewegliches Lid
3. Begrenzung des Lidschattens

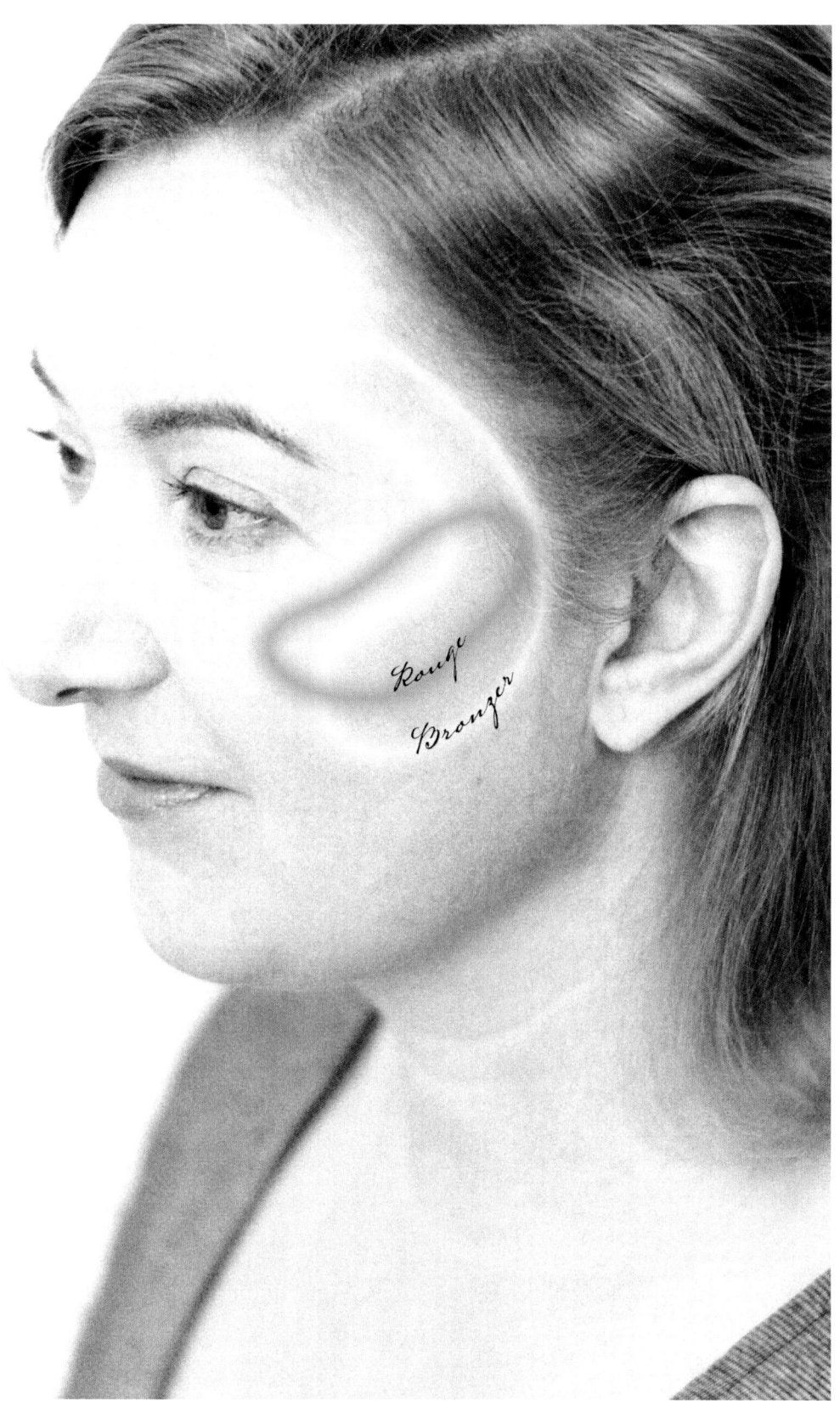

Alles eine Frage des Stils

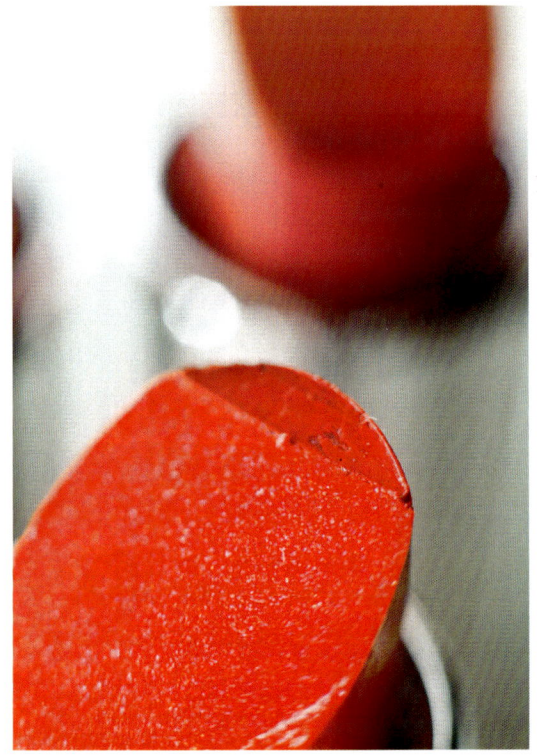

Make-up aufzulegen gehört für mich zum morgendlichen Ankleiden dazu. Wir Frauen wählen aus unseren Kleiderschränken jeweils nach Stimmung und Anlass das Passende aus. Voller Vergnügen treffen wir unsere Wahl aus der gesamten Bandbreite der Mode, stellen im Laufe der Jahre aber fest, dass nach und nach unsere Lieblingsstücke chicer und zeitloser werden.

Als erwachsene Frauen wissen wir, dass ein schlichter, raffinierter Kleidungsstil vorteilhafter ist als ein top-modischer: Ein knielanger, figurnaher Rock (ein sogenannter Pencilskirt) kleidet uns nun einfach verführerischer als ein flottes Miniröckchen.

Das gleiche Prinzip gilt auch für das Make-up von Frauen über 40: Es ist nicht mehr so aufregend und spektakulär wie seinerzeit mit 25, dafür aber raffinierter. Was uns in jungen Jahren so gut stand, ein umwerfendes Augen-Make-up oder ein dunkler Lippenstift, lässt uns mit 45 mit Sicherheit längst nicht mehr unwiderstehlich wirken.

Vielleicht denken Sie jetzt im Stillen „Oh je, ich schminke mich doch gar nicht (mehr) – und nun soll es auch noch raffiniert sein!" und sind drauf und dran, das Buch wieder zuzuklappen. Blättern Sie dennoch einfach weiter, Sie werden sehen, dass Make-up wie Kleidung nach dem „Zwiebelschalenprinzip" funktioniert (man kann nach jeder Schicht aufhören!) und dass es sich um einfache Handgriffe handelt, mit denen Sie - mit etwas Übung- in zehn Minuten wirkungsvoll ein frisches, gepflegtes Aussehen erreichen.

Und wohin nun mit der Farbe? Kurz gesagt: Das Make-up ab 40 legt Wert auf einen ebenmäßigen Teint und betont Augenbrauen, Wangenknochen und Mund.

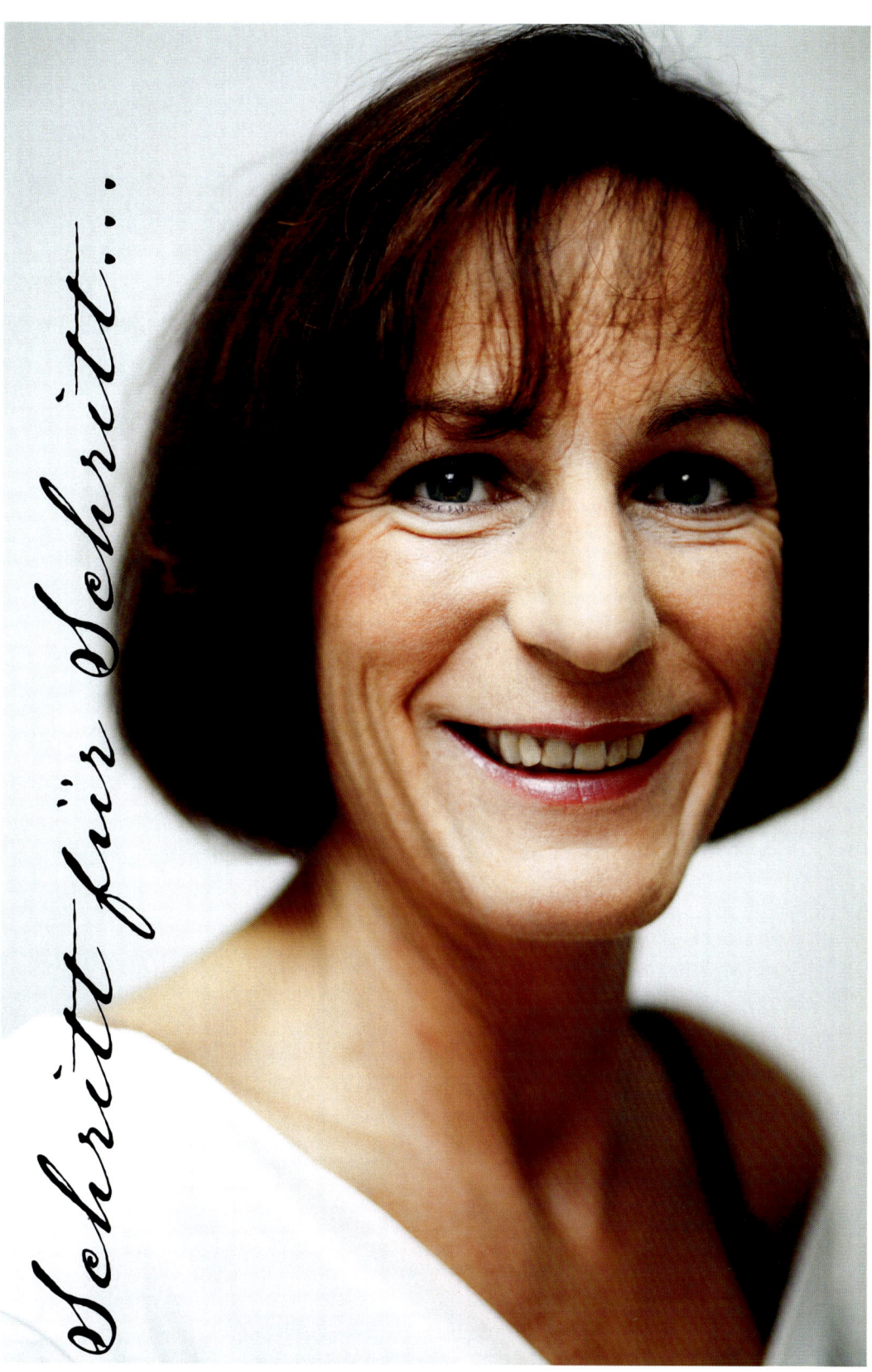
Schritt für Schritt...

Den Teint optimieren:

1. Feuchtigkeitscreme und Augencreme einwirken lassen.
2. Lidschattengrundierung auf die Augenlider tupfen.
3. Als Besonderheit einen Make-up-Primer über die Feuchtigkeitscreme - aber unter die Make-up-Grundierung - geben. Der Primer gleicht das Hautbild aus und verfeinert den Teint.
4. Abdeckcreme (Concealer) unter den Augen auftupfen (nicht reiben!) und übergangslos verteilen. Alles sanft mit den Ringfingerkuppen einklopfen.
5. Highlighterstift direkt in alle ausgeprägten Falten legen, auch die Lippenkontur damit außen nachzeichnen und wieder alles mit den Fingerspitzen unsichtbar verwischen.
6. Getönte Tagescreme oder ein leichtes Make-up in der sogenannten T-Zone des Gesichts (Stirn, Nase, Kinn) auftragen und nach außen verblenden. Der Kieferknochen bleibt dabei fast unberührt von Make-up-Grundierung.
7. Abdeckcreme (Concealer) oder ein stark deckendes Camouflage-Produkt auf alle Hautrötungen bzw. -verfärbungen auftupfen und verblenden. Meistens sind dies die Zonen auf den Wangen, an den Nasenflügeln und am Kinn.
8. Die Make-up-Grundierung nun mit losem Puder fixieren. Überschüssigen Puder von oben nach unten, d.h. in Wuchsrichtung des Haarflaums im Gesicht, wieder mit dem Puderpinsel entfernen.
9. Mit mattem Bräunungspuder (Bronzer) ein „Croissant" auf Schläfen und Wangen (unterhalb des Wangenknochens) auftragen. Bei hoher Stirn eine Spur Bronzer auch von Ohr zu Ohr in den Haaransatz geben. Den Bronzer zuletzt noch an der Kinnlinie entlang streichen.
10. Rouge in Pfirsich oder Apricot, d. h. in einem hellen, warmen Ton, direkt auf die Wangenknochen (in die Höhlung des „Croissants") setzen und zu den Ohren und nach unten hin verblenden.

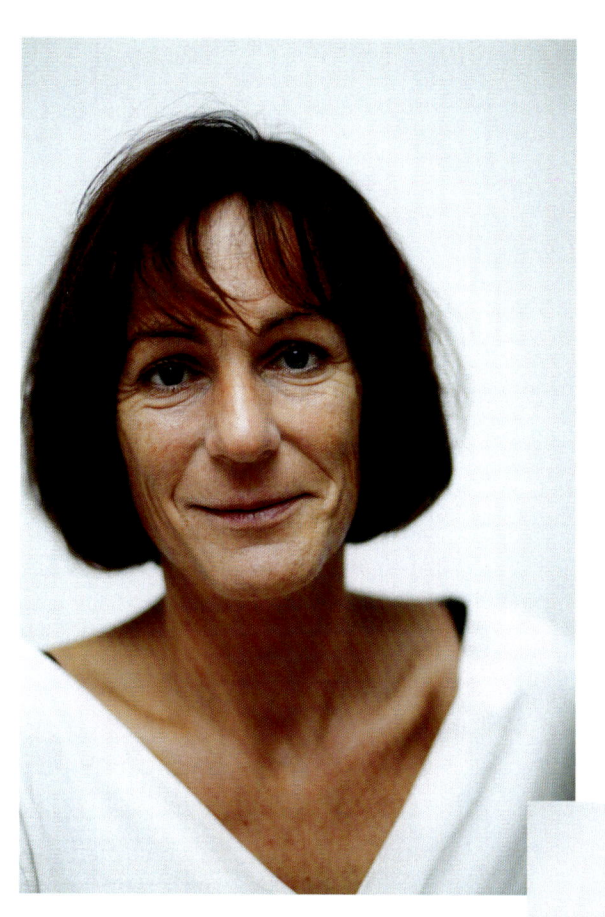

Die Augen betonen:

11. Die Augenbrauen in Form bürsten, mit Augenbrauenpuder auffüllen und in die optimale Länge bringen.
12. Die Augenlider mit einer Lidschattengrundierung betupfen. Ideal sind hautfarben getönte Grundierungen.
13. Zum Aufhellen auf die gesamte Augenparatie hellen, matten Lidschatten geben, von den Wimpern bis unter den Brauenbogen.
14. Lidschatten auf das bewegliche Lid (den Liddeckel) auftragen (vorzugsweise matte Töne in neutralen (unbunten) Farben, z. B. beige, zartgrau, taupe, stein.
15. Eventuell einen dunkleren Farbton aus der gleichen Farbfamilie in die Lidfalte setzen. Am Augenaußenwinkel beginnen und bis ca. zur Hälfte bzw. 2/3 der Lidfalte nach innen schattieren. Oder aber den dunkleren Ton von der oberen Wimpernreihe bis in die Lidfalte hinein ausschattieren. Die Farbe soll sanft nach oben verlaufen, deshalb gut mit einem Pinsel verblenden.
16. Den oberen Lidrand mit dunklem Puder bzw. Kajal betonen. Ein Trick: Zusätzlich schwarzen Lidschatten mit einem schmalen, feuchten Pinsel von unten in den Ansatz der oberen Wimpernreihe tupfen.
17. Bei Schlupflidern auch den unteren Wimpernrand betonen, ca. 2/3 bis 3/4 des Unterlides vom äußeren Augenwinkel aus nach innen.
In diesem Fall keinen hellen, glänzenden Lidschatten im Lidbereich auftragen, sondern einen zart abgetönten, matten Lidschatten von den Wimpern bis fast zu den Augenbrauen auftragen. Zusätzlich einen dunkleren Ton (z.B. braun, grau) auf den äußeren Bereich der Lidfalte geben und nach oben Richtung Augenbraue verblenden.
18. Die obere Wimpernreihe tuschen.

Den Mund betonen:

19. Die Lippen mit Lipliner in einem hautähnlichen Farbton nachzeichnen und ganz ausmalen.
20. Lipgloss oder transparenten Lippenstift in freundlichen, warmen Farben darüber verteilen.
21. Für ein Abend-Make-up eine etwas lebhaftere Lippenstiftfarbe wählen.

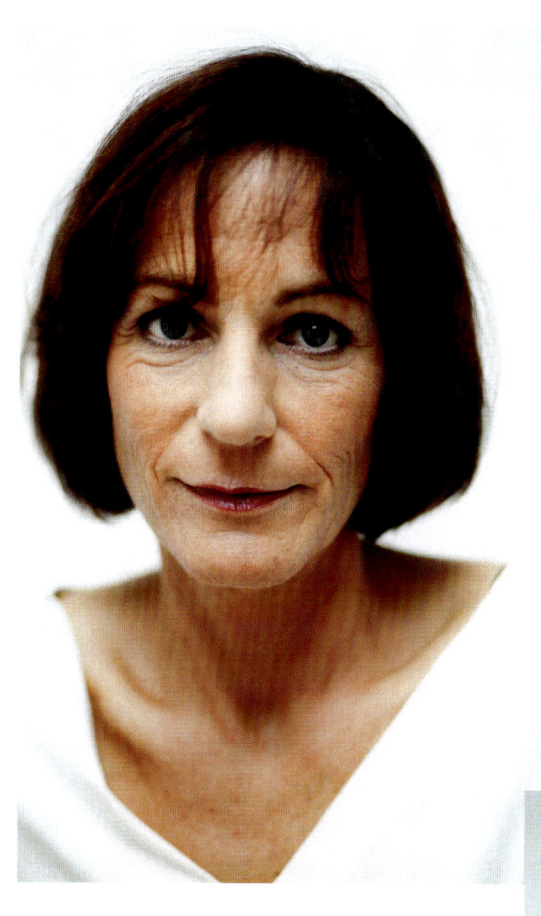
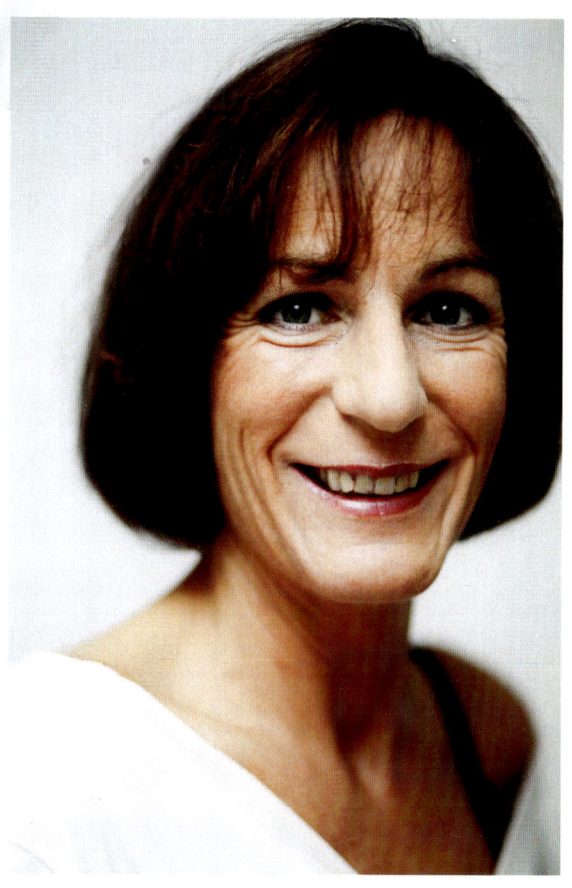

Was ist das Besondere am Make-up ab 40?

Das Make-up ist das schicke Outfit unseres Gesichts und wie Kleidung legen wir verschiedene Schichten auf: Es gibt die „Dessous" als ersten Schritt, das „Obendrüber" als zweiten und danach im letzten Schritt zusätzliche „Accessoires", die je nach Stimmung und Anlass wechseln.

Der Teint ist das „A und O" beim Make-up ab 40. Wir konzentrieren uns darauf, die Haut prall und gepflegt wirken zu lassen. Unser Ziel ist es, frisch und strahlend auszusehen, so wie ein appetitlicher Pfirsich, geradezu zum „Anbeißen"...

Wie man weiß, wirkt die schönste Kleidung nicht ohne die passende Unterwäsche. Hier kommen die Dessous für's Gesicht:

Die "Dessous":

Der Alterungsprozess der Haut bringt typischerweise vergrößerte Poren und eine ungleichmäßigere Pigmentierung mit sich. Die Make-up-Grundierung sorgt nun dafür, dass das Hautbild optisch wieder ausgeglichener erscheint.

In der visuellen Wahrnehmung wird eine ebenmäßig getönte Haut unbewusst mit „Jugendlichkeit" gleichgesetzt. Pigmentflecken und Rötungen gelten als stärkere Altersindikatoren als Fältchen.

Manche Frauen mit empfindlicher Haut entwickeln auch Couperose (permanent rötliche Stellen auf Wangen und Nase). In diesem Fall legt man nach der Grundierung zusätzlich Abdeck- oder Camouflagecreme (im passenden Hautton) auf die geröteten Partien.

Seit einiger Zeit werden im Handel Make-up-Unterlagen (sogenannte Primer) angeboten, die über der Feuchtigkeitscreme, aber unter der Make-up-Creme aufgetragen werden. Diese Primer verfeinern das Hautbild, indem sie wie ein „Weichzeichner auf einer Kameralinse" wirken.
Sie machen vergrößerte Poren unsichtbar und lassen die Make-up-Grundierung besonders haltbar und strahlend wirken.

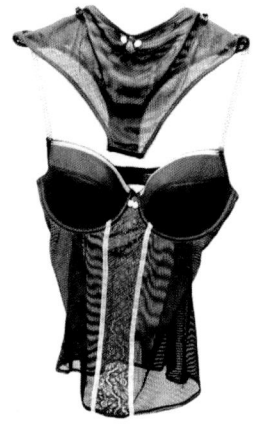

Das Make-up kann nur so gut werden, wie die Haut gepflegt ist. Das bedeutet: Tägliche sanfte Reinigung mit einem Reinigungsprodukt (bitte keine Seife!), danach Feuchtigkeitscreme und Augencreme. Einmal bis zweimal in der Woche ein sanftes Peeling. Über der Feuchtigkeitspflege Sonnenschutz auf Gesicht, Hals, Decolleté auftragen — auch im Winter und selbst bei Regenwetter. Und dabei die Handrücken nicht vergessen!

Die Make-up-Grundierung selbst soll leicht sein, lieber transparent statt stark deckend.

Deshalb lässt sich auch getönte Feuchtigkeitscreme verwenden, insbesondere, wenn die Haut jenseits der 60 doch etwas faltiger wird. Der Farbton der Grundierung muss genau zum Übergang Kieferknochen/Hals passen, deshalb Grundierung bitte bei Tageslicht kaufen und 2 Töne nehmen, einen exakt passenden für den Winter und einen leicht dunkleren für den Sommer. Den jeweils passenden Farbton für die Übergangszeit kann man sich daraus mischen.

Das Make-up wird auf die T-Zone (Stirn, Nase, Kinn) sowie auf die Wangen aufgetupft und dann nach außen (immer zur Seite und nach unten, also in Wuchsrichtung des Haarflaums) verblendet (Finger, Pinsel oder Schwämmchen nehmen). Nicht reiben, sondern die Finger „abrollen". Das Make-up soll in die Haut „gepresst" werden. An den Seiten des Gesichts und am Hals bleibt die Haut nackt, deshalb ist der passende Farbton wichtig.

Das Make-up anschließend mit losem Puder fixieren und dafür einen großen Pinsel oder einen Puderschwamm verwenden. Den losen Puder ebenfalls in die Haut „pressen". Der Puder wirkt ebenfalls wie ein „Weichzeichner" und macht das Make-up zusätzlich haltbar. Der gepresste Puderstein für die Handtasche ist nur zum Mattieren zwischendurch gedacht. Ältere Haut braucht im allgemeinen nur wenig Puder (wenn sie trocken ist), aber glänzende Nasen sind dankbar für einen kleinen Schleier.

Das "Obendrüber":

Ein frisches, strahlendes Aussehen erreichen wir mit der Betonung der Wangenpartie. Rouge ist der „Kuss der Jugend" und wir setzen es in der Kombination mit Bräunungspuder (Bronzer) ein. Außerdem lenkt Rouge optisch von Augenfältchen ab.

Bräunungspuder ohne Glanz (hellere oder mittlere Schattierung entsprechend des natürlichen Pigmentierungstyps) wird in Form eines „Croissants" von den Schläfen bis unter die Wangenknochen aufgetragen und verblendet. Zunächst wenig Farbe auftragen, es soll nur als schwache Schattierung wahrgenommen werden. Ein wenig Bräunungspuder auch entlang der Kinnlinie auftragen und bei einer hohen Stirn zusätzlich in den Haaransatz. Bei einer prominenten Nase ebenfalls einen Hauch über die Nase stäuben. Hierdurch wird das Gesicht modelliert.

Zusätzlich stäubt man nun ein wenig Rouge in einer warmen, hellen Farbe auf die Wangenknochen, also in die Höhlung des „Croissants" und verblendet alles sorgfältig miteinander.

Bei einer Haut, die ohnehin ständig leicht gerötet erscheint, verzichtet man auf das zusätzliche Rouge und verwendet nur den Bräunungspuder wie ein Rouge, also auch auf den Wangenknochen.

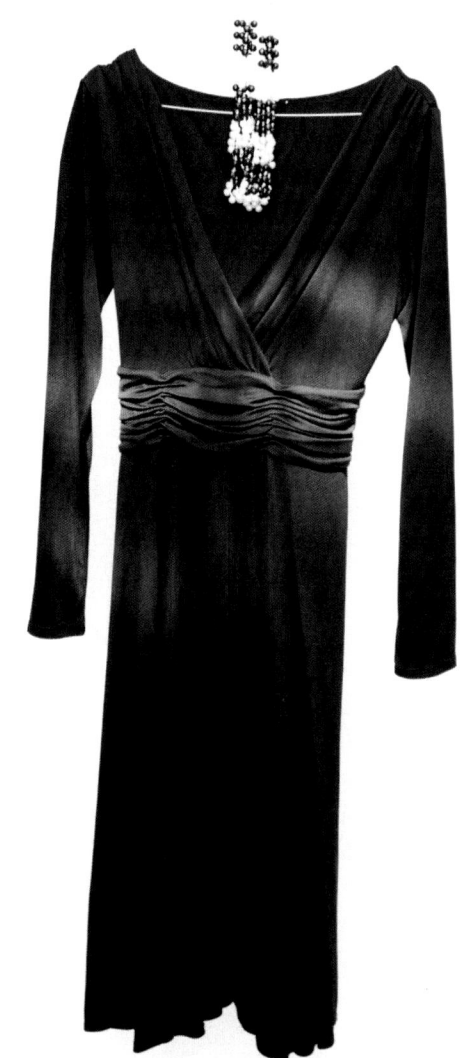

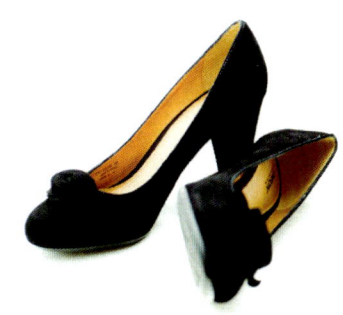

Die "Accessoires":

Wichtiger als das eigentliche Augen-Make-up ist die optimale Gestaltung der Augenbrauen. Schöne Augenbrauen bewirken ein optisches Lifting. In der Regel müssen die Augenbrauen der Länge und der Breite nach gestaltet werden, denn häufig verlaufen die Augenbrauen zur Schläfe hin unregelmäßiger in der Dichte und Färbung.

Wo keine Braue mehr (sichtbar) ist, wird sie mit Stift und Puder wiederhergestellt.

Brauenpuder gibt es in unterschiedlichen Schattierungen, sie sind jedoch immer matt. Matter Lidschattenpuder ist daher genau so gut geeignet.

Vor dem Auftragen des Puders bürsten Sie alle Brauenhärchen nach unten, legen dann an der Oberkante der Braue die Farbe auf und bürsten nachher alle Härchen wieder noch oben und außen. Dadurch wird der Puderüberschuss entfernt und die Farbe unauffällig in die Braue eingearbeitet. Dieser Effekt ist mit Brauenpuder weicher und natürlicher als mit Brauenstift. Wollen Sie allerdings eine fehlende Braue gestalten, zeichnen Sie zunächst mit Brauenstift feine Härchen im natürlichen Bogen vor, bürsten dann über die Brauenzeichnung und legen im zweiten Schritt Brauenpuder auf.

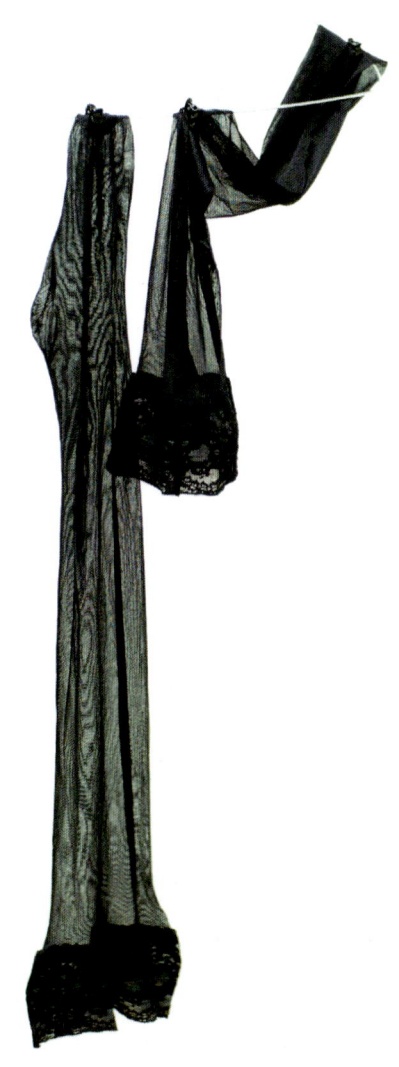

Das Augen-Make-up verliert die dominante Bedeutung, die es in jüngeren Jahren hatte. Es wird eindeutig dezenter. Allerdings gibt es einen Teil des Augenbereichs, der nicht altert: Die obere Wimpernlinie.
Diese betonen wir mit einem Lidstrich, um das Auge optisch hervorzuheben.

Bei den meisten Frauen ab 40 wird die Augenpartie dunkler und sieht „müder" aus, nicht zuletzt durch die Lachfältchen (zum Glück!) an den Augenwinkeln und der schlaffer werdenden Hautstruktur der Lider. Die Augenlider tönen sich im Laufe der Jahre rötlich oder dunkel.
Dieser optischen „Müdigkeit" wird mit diversen Aufhellern entgegengewirkt.

Verfärbungen auf dem Augenlid werden mit hautfarbener Lidschattengrundierung unsichtbar, die auch den Lidschatten zusätzlich haltbarer macht.

Abdeckcreme (Concealer) im Augeninnenwinkel (dies ist immer der dunkelste Punkt im Gesicht) und unter den Augen (im ersten Drittel) nimmt die Schatten. Zeigefinger in losen Puder tupfen, in der Handfläche den Überschuss abstreifen und sanft über den Concealer streichen.
Der Puder fixiert den Concealer.
Bei Augenschatten und gleichzeitigen Tränensäcken erst den Concealer auf die Augenschatten tupfen, danach Make-up-Grundierung auf das Gesicht geben und ganz zum Schluss mit dem Highlighterstift genau die Unterseite der Tränensäcke aufhellen. Danach die Partie sparsam abpudern.

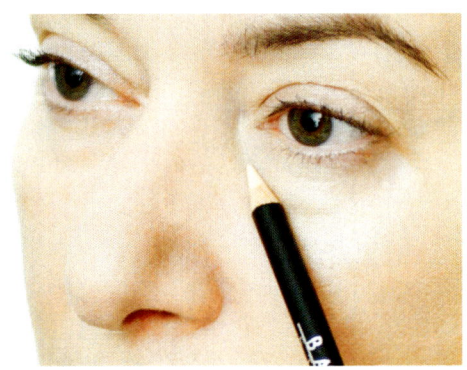

Der Lidschattengrundierung folgt ein heller, matter (elfenbeinfarbener) Lidschatten als „Unterkleid" für den farbigen Lidschatten:
Dafür werden dezente, natürliche, matte Farben bevorzugt. Ausnahme: Wer tiefliegende Augen hat, wird mit hellem, leicht schimmernden Lidschatten auf dem beweglichen Augenlid (dem Liddeckel) glücklicher.

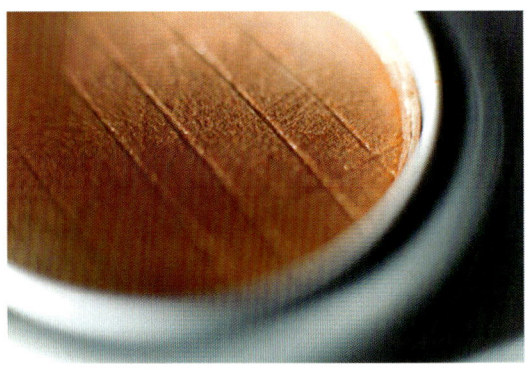

Den farbigen Lidschatten von den Wimpern bis hoch in die Lidfalte und nach oben ein wenig darüber hinaus verteilen. Oder den farbigen Ton als Schattierung in die Lidfalte legen. Die äußere Begrenzung für das Augenmake-up bildet immer die Linie Nasenflügel, Augenaußenwinkel, Augenbraue.

Schlupflider werden nur oben und unten an den Wimpernlinien betont und das Lid selber mit einem neutralen, matten Lidschattenpuder bis fast an die Augenbraue hinauf getönt. Durch diese Abtönung wirkt das Schlupflid weniger dominant. Manche ältere Frauen bekommen im Alter eine hellere Augenpartie; auch sie geben mit einer hautfarbenen – in diesem Fall also etwas dunkleren – Abtönung der Augenpartie wieder mehr Leben.

Bei Schlupflidern unbedingt auch den unteren Wimpernrand mit mitteldunklem Puder (heller als auf der oberen Wimpernlinie) betonen, aber den Augeninnenwinkel zu einem knappen Drittel freilassen. Ein durchgehender „Farbkreis" verkleinert das Auge optisch.

Statt bunter Lidschattenfarben verwenden wir nun dunklen (dunkelgrau, -braun, -blau, -aubergine) Lidstrich bzw. Kajal zur Betonung des Auges. Es lohnt sich, zu lernen, wie man einen dezenten Lidstrich eng an die obere Wimpernreihe legt. Dezenter, kleiner Aufwärtsschwung am äußeren Augenwinkel. Oder einfacher: Mit dunklem Kajal dicht an dicht Pünktchen auf die obere Wimpernreihe setzen, mit kleinen Pinselstrichen verbinden, mit dunklem, farblich passenden Lidschattenpuder die Kajallinie fixieren. Sehr schön wirkt es, schwarzen Lidschattenpuder von unten in den Ansatz der oberen Wimpernreihe zu tupfen. Die Augen sind damit betont, ohne dass man einen Lidstrich wahrnimmt.

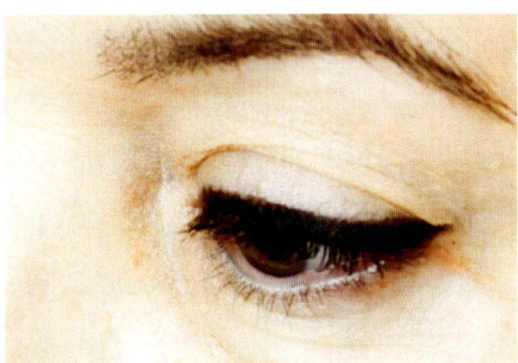

Wimpern tuschen: Hellblonde und Rothaarige nehmen braune Wimperntusche, alle anderen schwarze.

Der Mund wird konturiert. Die meisten Frauen haben schöne Lippen, die es verdienen, betont zu werden.

Wer schmale Lippen bekommen hat, behilft sich mit einer doppelten Kontur. Außen entlang der Lippenlinie wird Highlighterstift aufgetragen und sanft verwischt. Man sollte keine Linie erkennen können. Als zweiter Schritt wird genau auf der Lippenlinie mit hautfarbenem, neutralen Lipliner die nächste Kontur aufgetragen. Auf keinen Fall über die natürliche Lippenlinie hinauswandern, das fällt dem Betrachter immer unangenehm auf. Den farbigen Lipliner als Lippenstift benutzen und die gesamte Lippe ausmalen. Dies sorgt dafür, dass der Lippenstift später besser und länger hält.

Darüber wird Lipgloss aufgetupft bzw. ein cremiger oder transparenter Lippenstift aufgetragen. Die Farben sollten mit zunehmendem Alter eher wärmer werden, um den blasser werdenden Teint auszugleichen. Von der Farbintensität her mittlere Töne wählen, d. h. weder zu hell noch zu dunkel.

Der Lippenstift darf und soll jedoch eine gewisse Farbigkeit haben, um frisch zu wirken. Gloss lässt die Lippen voller erscheinen und lenkt mit dem leichten Glanz den Blick auf den Mund.

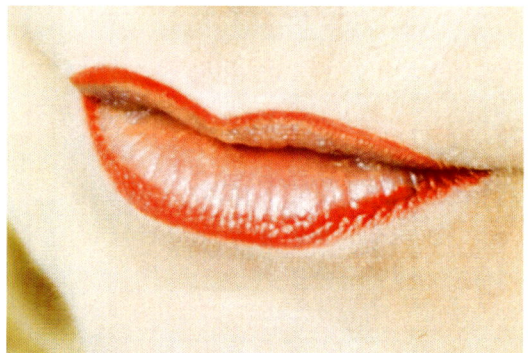

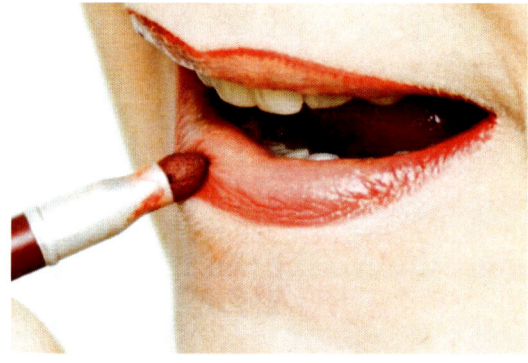

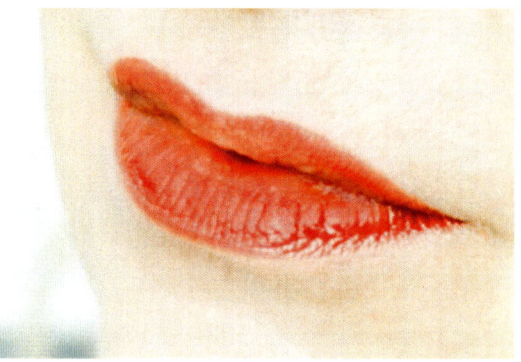

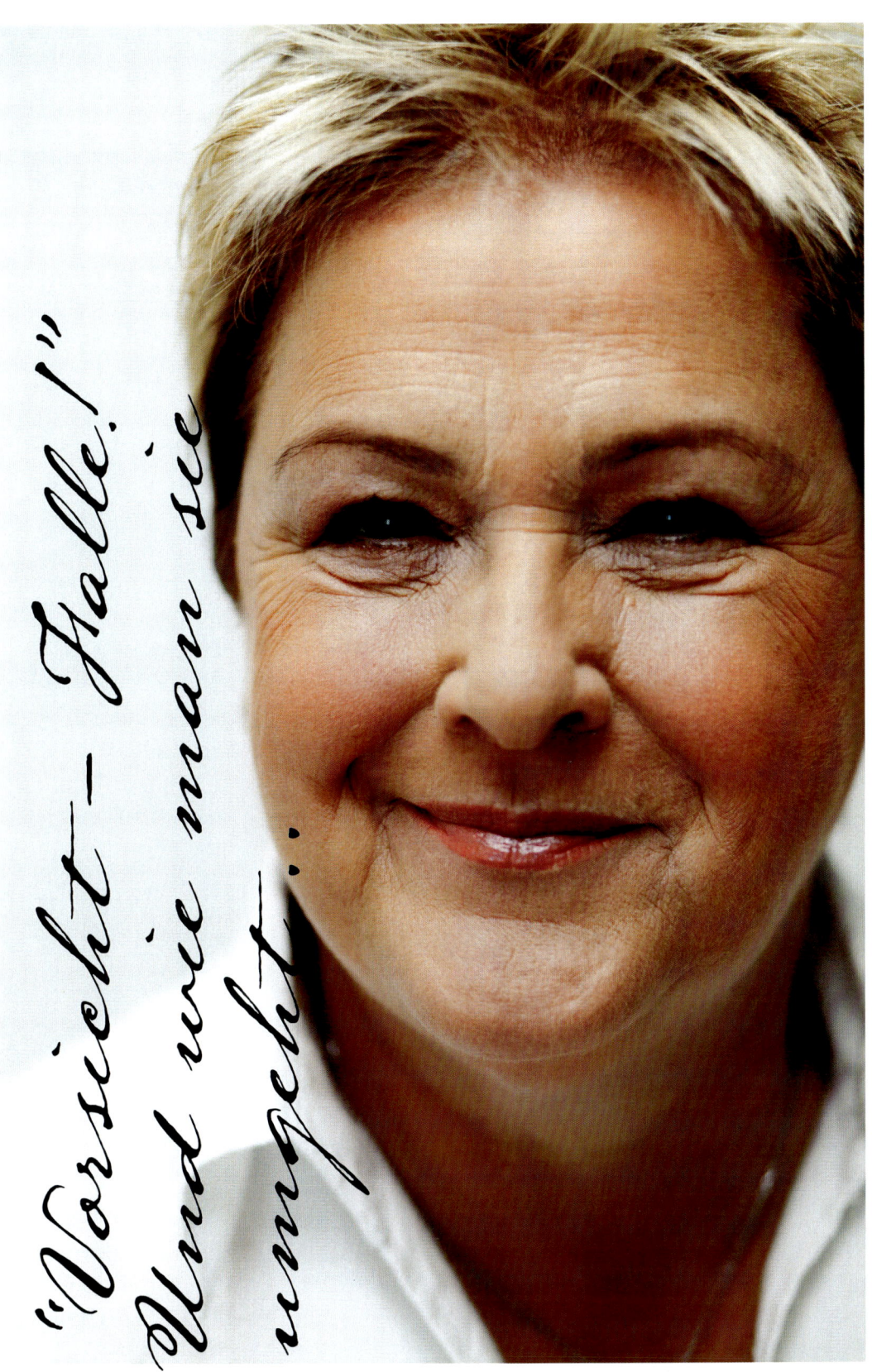

"Vorsicht – Falle!" Und wie man sie umgeht...

Gönnen Sie sich doch zweimal jährlich eine professionelle Zahnreinigung. Dies wird auch aus gesundheitlichen Gründen empfohlen.

Das Make-up genau passend zur Kleidung zu wählen, ist eine Falle, die man sorgfältig umgehen sollte. Ein roséfarbenes Top kombiniert mit mauvefarbenem Augen-make-up und rosé Lipgloss ist „Zuviel Desselben": Besser passt dann z. B. neutral-beiger/ steingrauer Lidschatten, bräunliches Rouge und auch gerne ein roséfarbener Lipgloss. Auch in anderer Hinsicht lässt sich durch „Zuviel Desselben" alles verderben, z. B. zu viel Wimperntusche auf den oberen und unteren Wimpern („Spinnenbeine" und „Pandabär-Augen" am Nachmittag), zuviel Make-up-Grundierung (Effekt „Trockenes Flussbett"), zu großzügige Lippenumrandung („Schlauchboot"-Effekt), zuviel farbiger Lidschatten (sammelt sich unweigerlich in der Lidfalte an).

Sogenannte „Nude Lips" (blasse, helle Lippen) in Kombination mit „Smoky Eyes" (dramatisch dunkel geschminkten Augen) sind der Altersgruppe bis 30 vorbehalten und in späteren Jahren nur noch zu Halloween-Parties zu tragen. Das gleiche gilt für dunkle Lippenstiftfarben (dunkelbraun, violett, magenta), die ebenfalls sehr schnell Vampir-Assoziationen wachrufen.

Eine weitere Lippenstiftfarbe gibt es, die jede Frau über 40 mit heller Haut meiden sollte: „Frosted Pink". Dieser kalte, harte Ton auf dem Mund wirkt sehr unvorteilhaft, weil er jedes Lippenfältchen wie mit einem Scheinwerfer beleuchtet. Überhaupt verliert selbst das raffinierteste Make-up seine Wirkung, wenn es nicht durch ein strahlendes Lächeln begleitet wird. Voraussetzung dafür: Gepflegte Zähne!

Andererseits kann man auch mit zu wenig Make-up daneben liegen. Dies gilt für fehlende Abdeckcreme (Concealer) bzw. fehlende Make-up-Grundierung, während aber Lippenstift und Rouge aufgetragen werden. Die „Accessoires" des Make-ups benötigen die „Dessous" und das „Obendrüber", um wirken zu können. Sonst ist es besser, gänzlich „nackt", d.h. ohne Make-up aufzutreten.

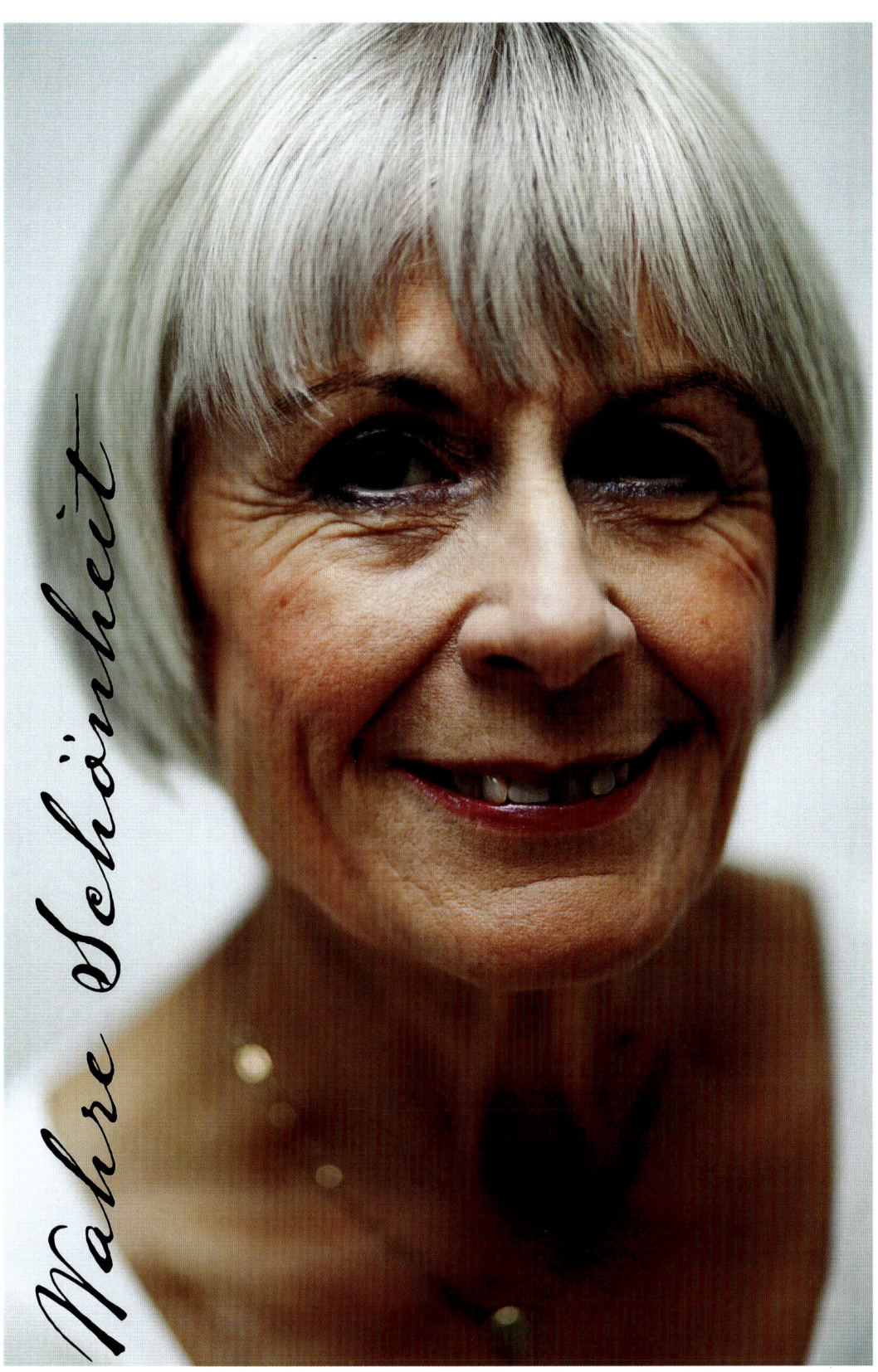

Und nun die ultimative Face-Lifting-Übung:

Stellen Sie sich einen jungen Hund vor, der freudig die Welt entdeckt. Wie er sich interessiert allem Unbekannten nähert und gewiss ist, nur Leckerlis zu bekommen. Beobachten Sie im Geiste, wie er tapsig auf Sie zuläuft und Sie erwartungsvoll anblickt.

Nach soviel Farbe besinnen Sie sich zum Ausklang auf Ihre wahre Schönheit jenseits von Pinseln und Tübchen:

Ihr Kraftzentrum liegt im Wurzel-Chakra, also an der unteren Basis der Wirbelsäule. Hieraus schöpfen Sie Lebensenergie und Spannkraft. Richten Sie sich auf und bewegen Sie sich aus dem Wurzelchakra heraus: Sie sind eine Frau, das Salz der Erde und die zeitlose Göttin.

Ihre Mundwinkel gehören nach oben. Denken Sie an die Körper-Geist-Verbindung und nutzen Sie diese einfache Möglichkeit, sich positiv zu stimmen.

Nun betrachten Sie Ihr Gesicht im Spiegel. Was sehen Sie? Nein, natürlich keinen kleinen Hund, sondern immer noch sich selbst.
Andererseits: Wo sind die steilen Falten zwischen den Augen geblieben? Die Mundwinkel sind leicht nach oben gezogen und auch die Augenbrauen sind angehoben. Voilà: Instant Face-Lifting.

Wenden Sie diese Visualisierung an, wann immer Sie daran denken, gerne auch in Sichtweite anderer Menschen. Freuen Sie sich über die ideellen „Leckerlis", die Ihre Umwelt Ihnen ganz automatisch zukommen lassen wird!

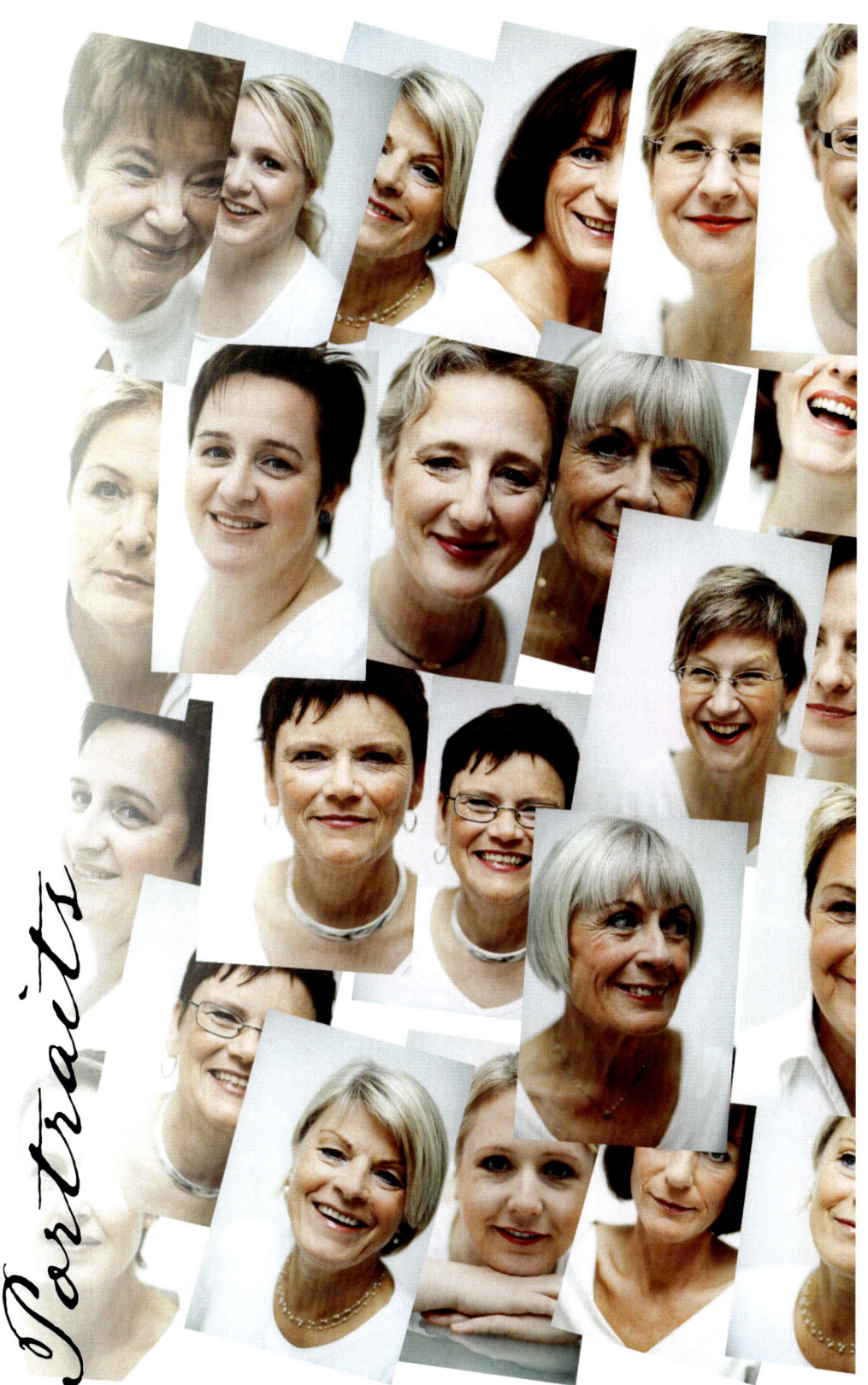

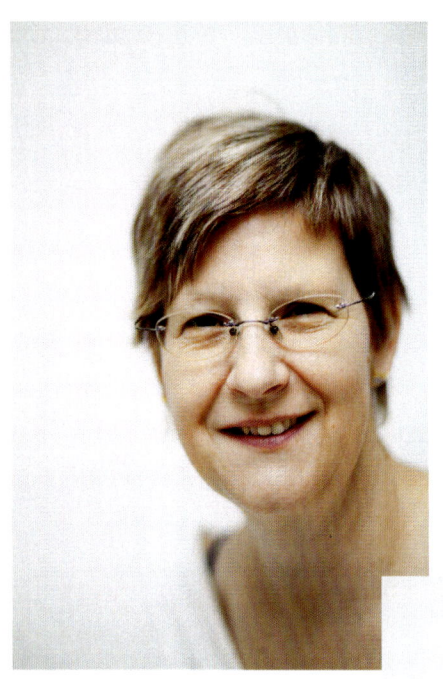

Christianes sanfte, helle Hauttöne verlangen nach lebhaften, warmen Farben. Die Betonung der Augenbrauen verleiht mehr Ausdruck. Die Augen sind mit einem mittelblauen Lidstrich betont. Die Augeninnenwinkel dabei frei lassen. Bräunungspuder wurde als „Croissant" aufgetragen und auf die Wangenknochen kam ein gold-apricot als Rouge. Die Lippen werden mit transparentem hellroten Gloss und passendem Lipliner ausgemalt.

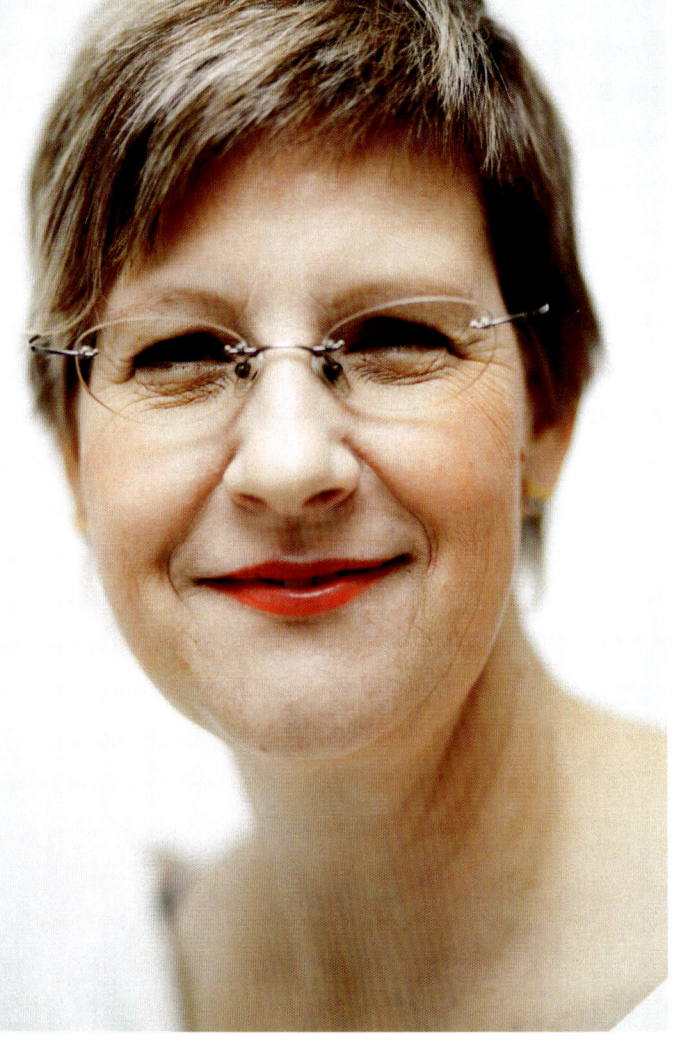

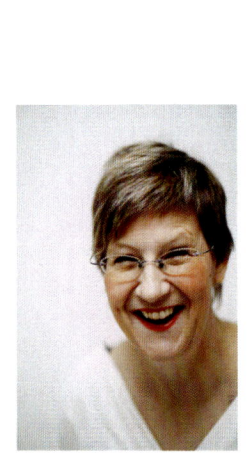

Mareikes helle, empfindliche Haut wurde mit einer leichten Grundierung sorgfältig ausgeglichen, unter der die Rötungen auf den Wangen verschwinden. Kühles Hellgrau auf den Lidern und ein grauer Lidstrich betont die grau-blauen Augen. Bräunungspuder als „ Croissant" und ein wenig kühlrosé-farbenes Rouge modellieren die Gesichtszüge. Dazu ein ebenfalls kühles Rosé auf den Lippen.

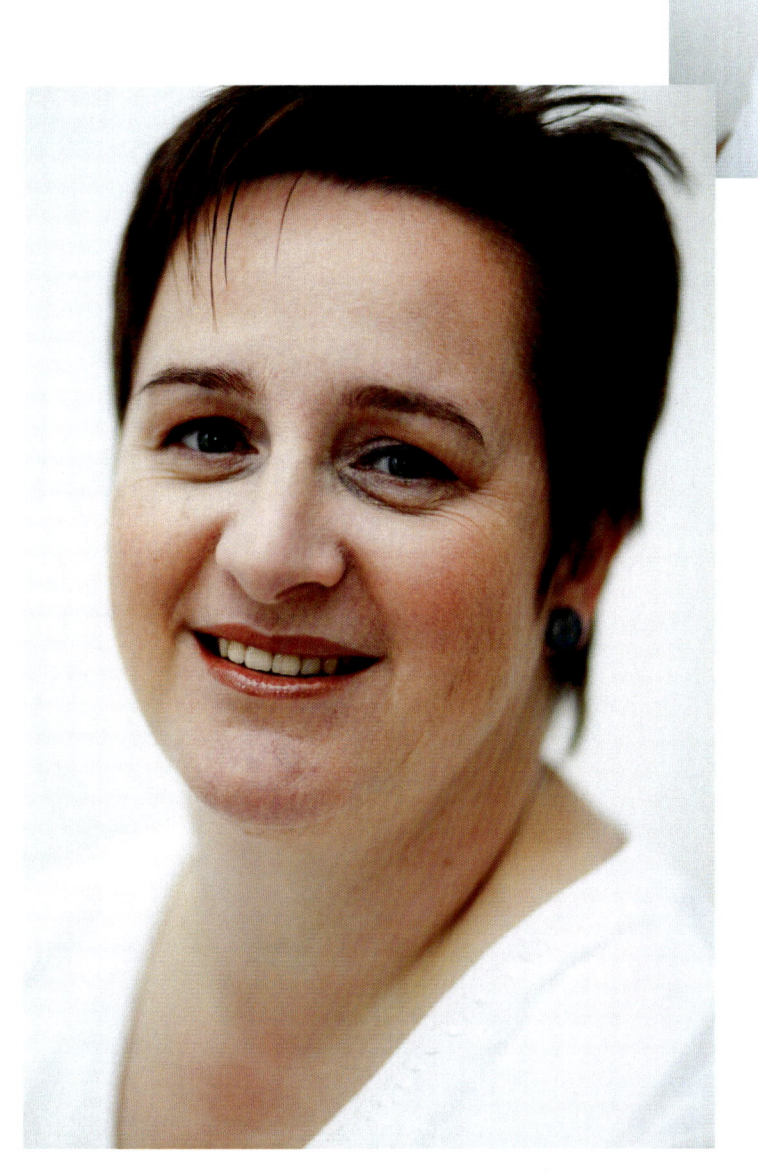

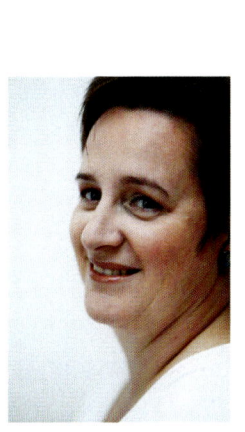

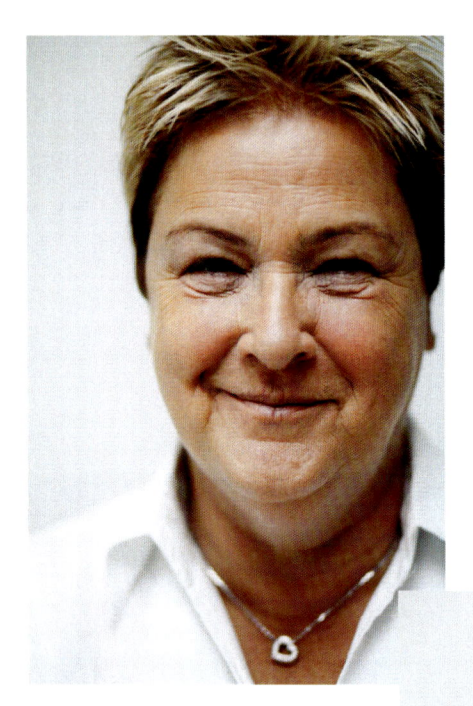

Monika gleicht eine etwas gerötete Wangenpartie mit Camouflage aus. Die dunkelbraunen Augen werden kräftig mit braunem Lidstrich betont, dazu paßt ein goldbrauner Lidschattenpuder. Statt Rouge wird nur ein Hauch Bräunungspuder auf den Wangen eingesetzt. Der Lippenstift ist ein helles Rosé-braun.

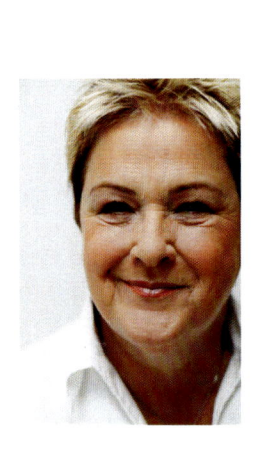

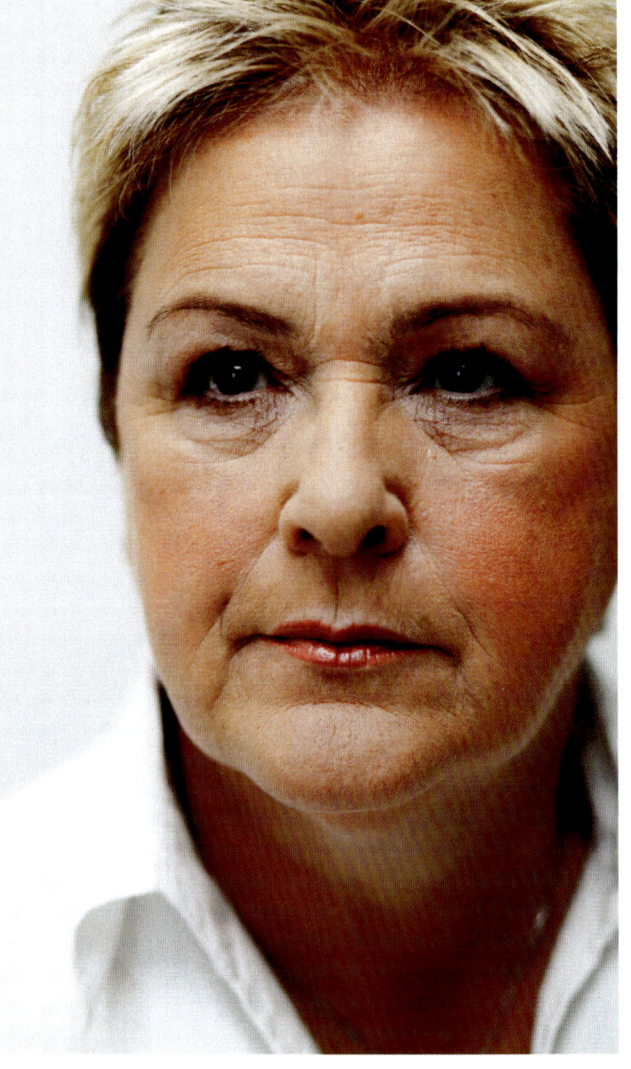

Saskias' helle, zarte Töne vertragen keine starken Akzente. Die Augen werden mit einer dezenten „Smoky Eyes"-Variante betont: Helle und mittlere Brauntöne werden in Kombination mit dunkelbraunem Puder entlang der oberen Wimpernreihe eingesetzt. Bräunungspuder wird in den Haaransatz gestäubt und als „Croissant" auf die Wangen aufgetragen. Der Lippenstift ist in goldbraun auf das Augenmake-up abgestimmt.

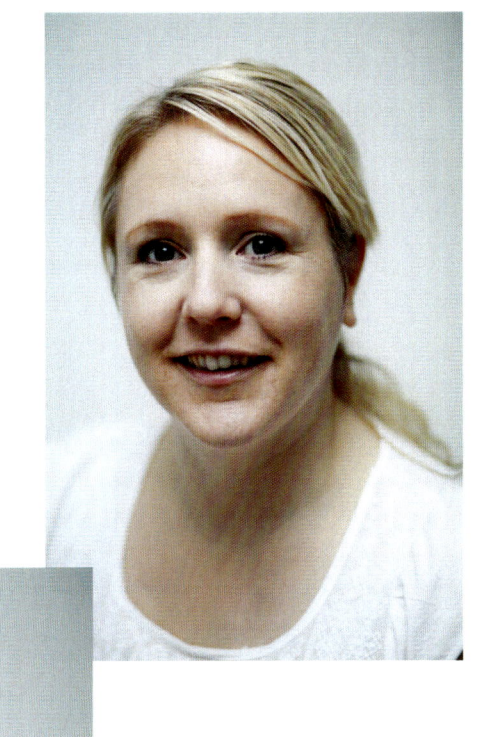

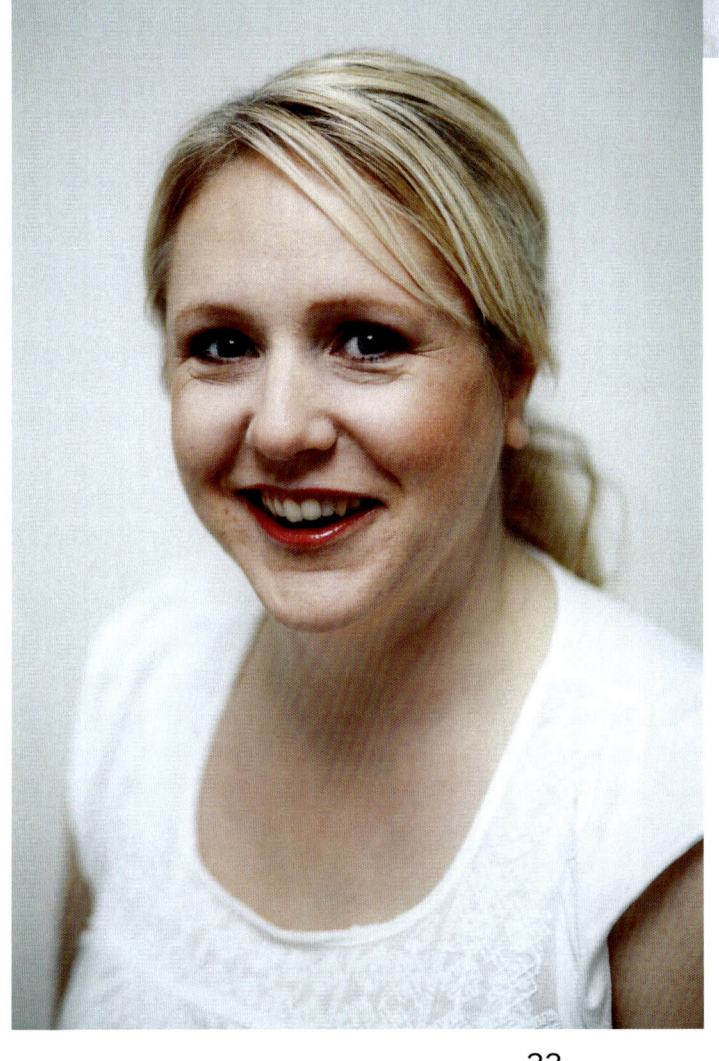

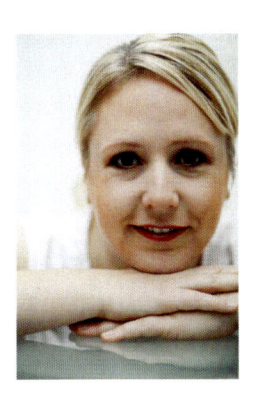

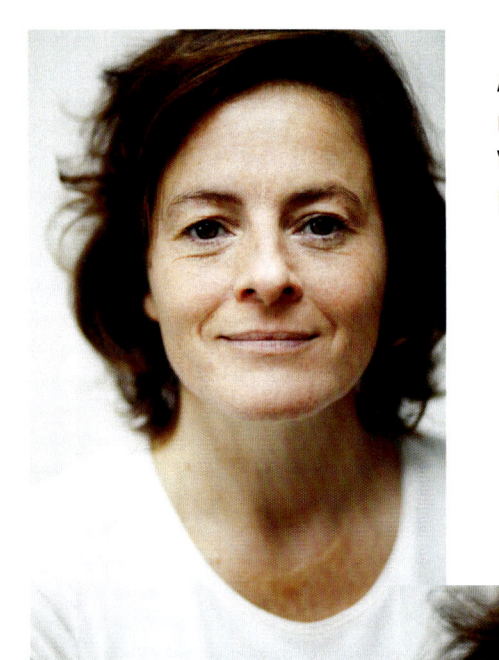

Annettes schöne Augen wurden mit einem gold-grün auf den Lidern und einem warmen Braunton in der Lidfalte betont.
Viel Wimperntusche und ein grüner Lidstrich.
Der Lipgloss ist dezent apricotfarben.

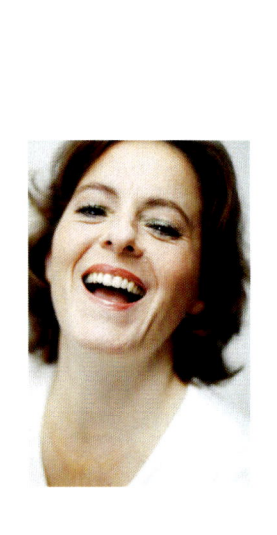

Annas ungewöhnliche grüne Augen wurden mit hellgrau auf dem Lid und taupe in der Lidfalte aufgehellt. Dazu ein türkisgrüner Lidstrich passend zur Irisfarbe. Das Rouge ist zurückhaltend in braun-rosé gehalten. Aber die Lippen werden mit himbeerfarbenem Lippenstift zum Hingucker.

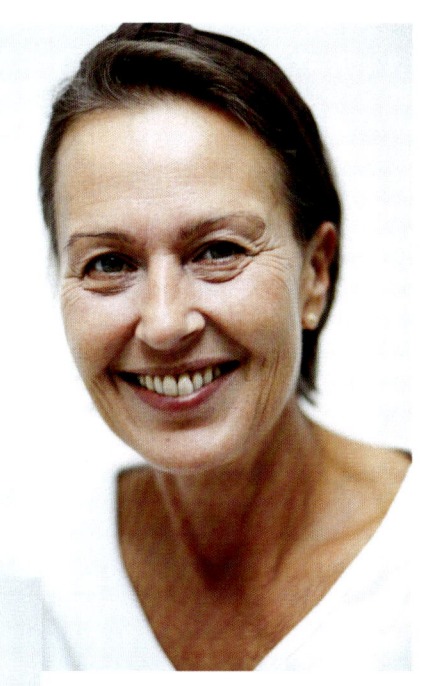

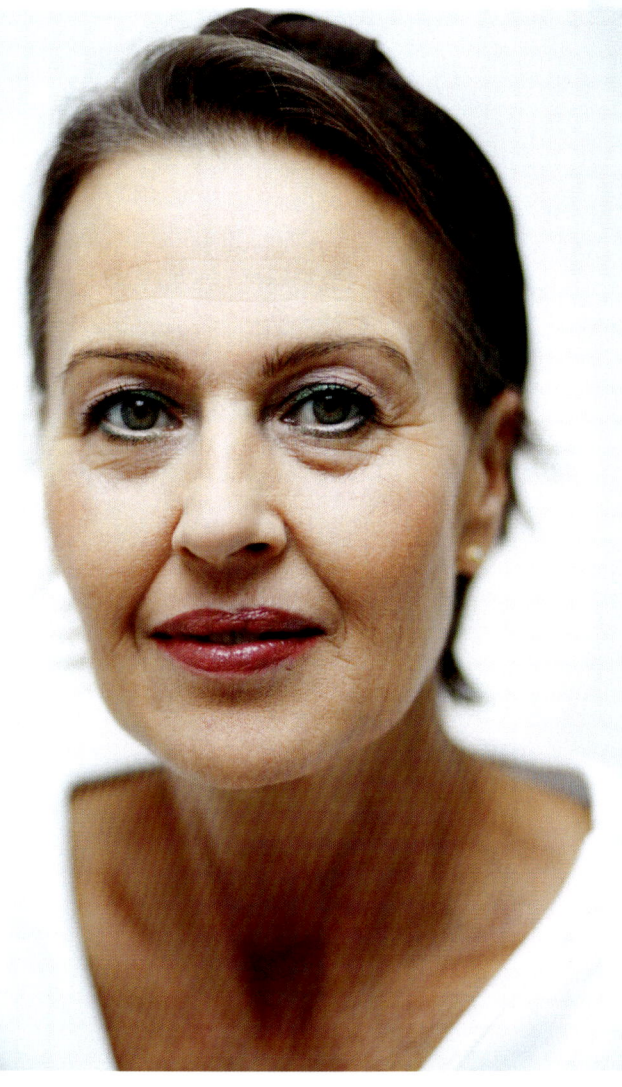

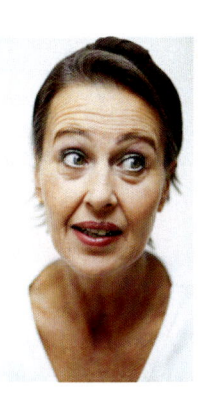

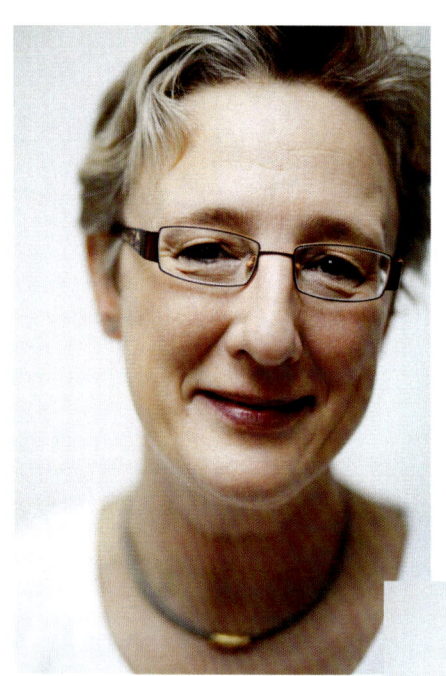

Ursula profitiert von einer mattierenden Make-up-Grundierung und Bräunungspuder, der als Kontur in den Haaransatz gelegt und unter den Wangenknochen eingesetzt wird. Die Augen leuchten in goldbraunen Tönen. Lipgloss in dezenten Fruchttönen ergänzt die warme, sanfte Farbpalette.

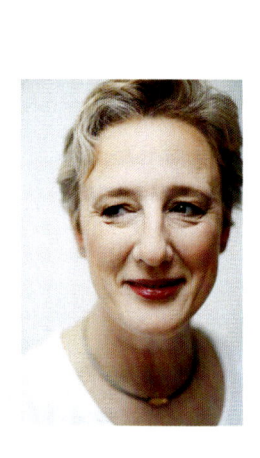

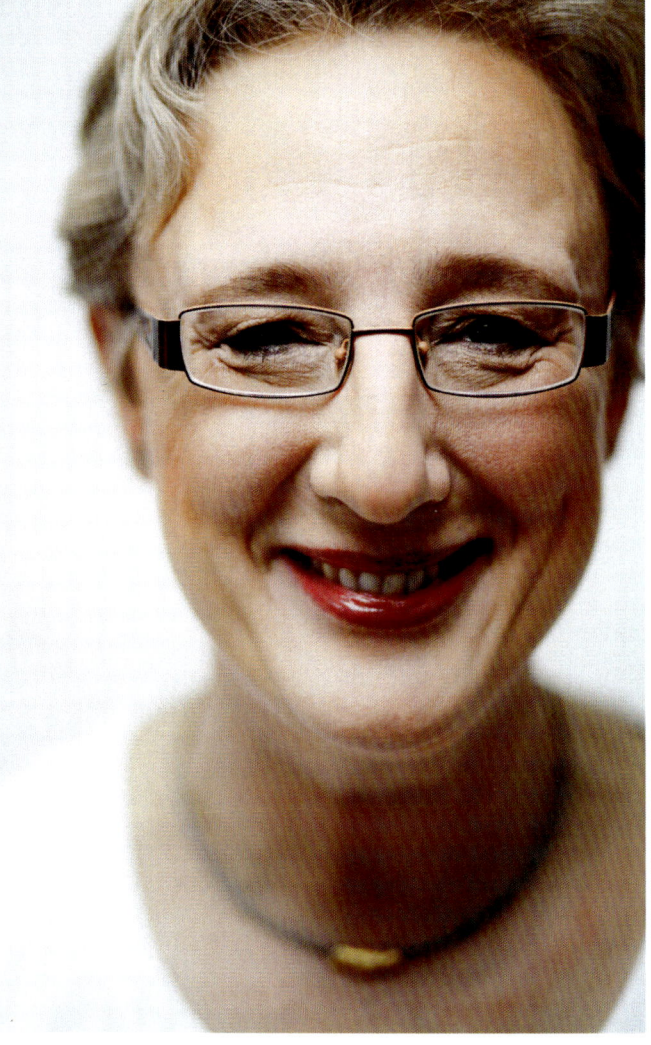

Hannelore bringt mit ihren großen dunklen Augen und dem weißen Haar die besten (Farb-)Voraussetzungen für ein ausdrucksvolles Augenmake-up in silber und anthrazit mit. Das kühle Schwarz des Lidschattenpuders betont das Braun der Iris. Dazu hellrotes Cremerouge und pinkfarbener Lipgloss.

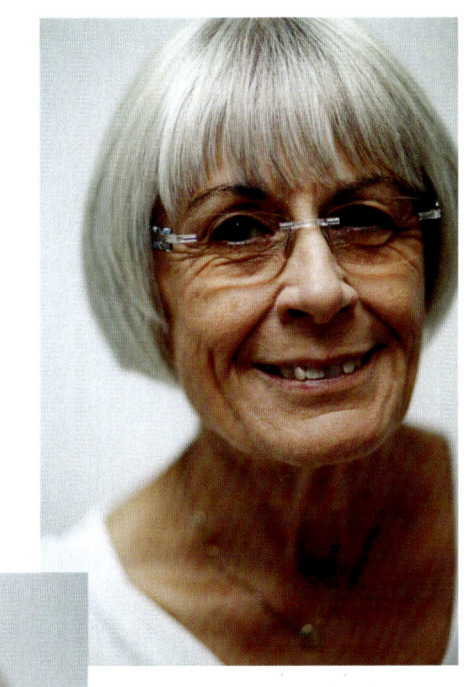

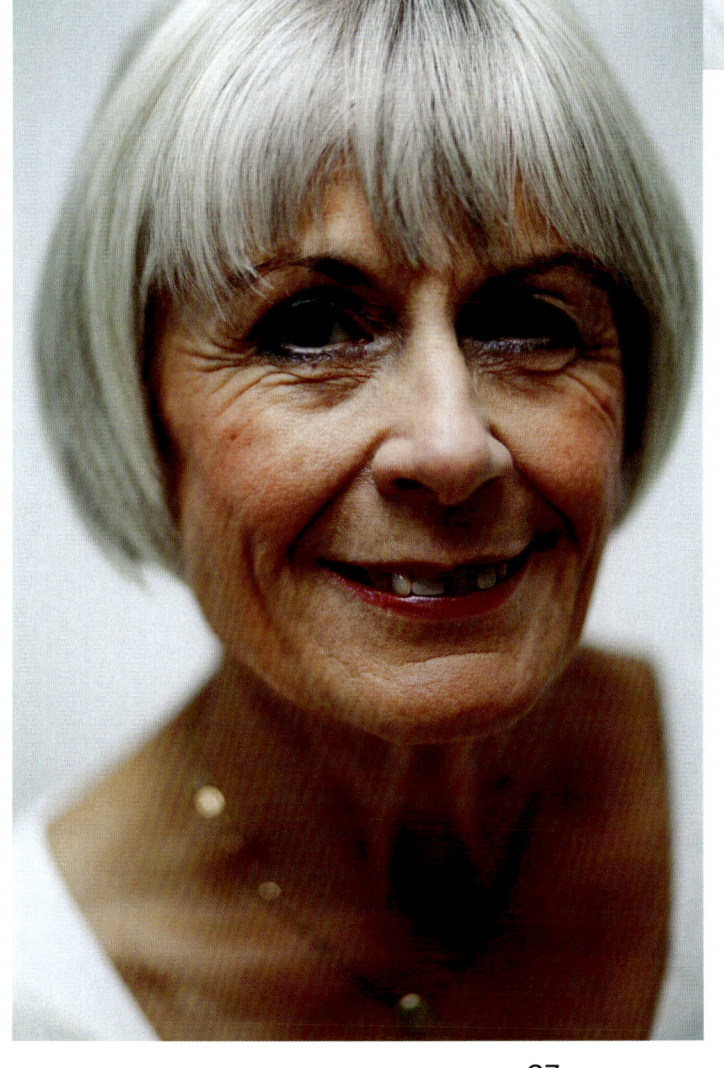

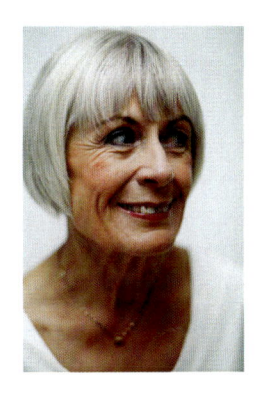

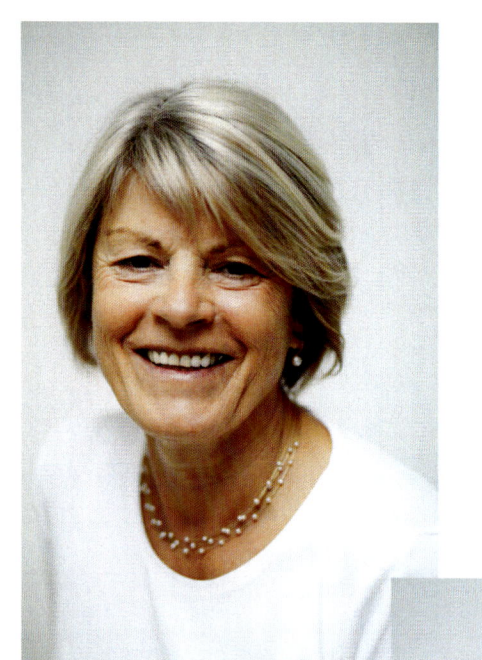

Juttas sportlicher Typ wird mit frischen Farben am besten betont. Silber wird auf dem beweglichen Lid und blauer Lidschattenpuder als Lidstrich eingesetzt.
In der Lidfalte liegt ein matter, bräunlicher Ton. Auf den Wangen hellrotes Cremerouge und passend dazu eine helle, leuchtende Lippenstiftfarbe.

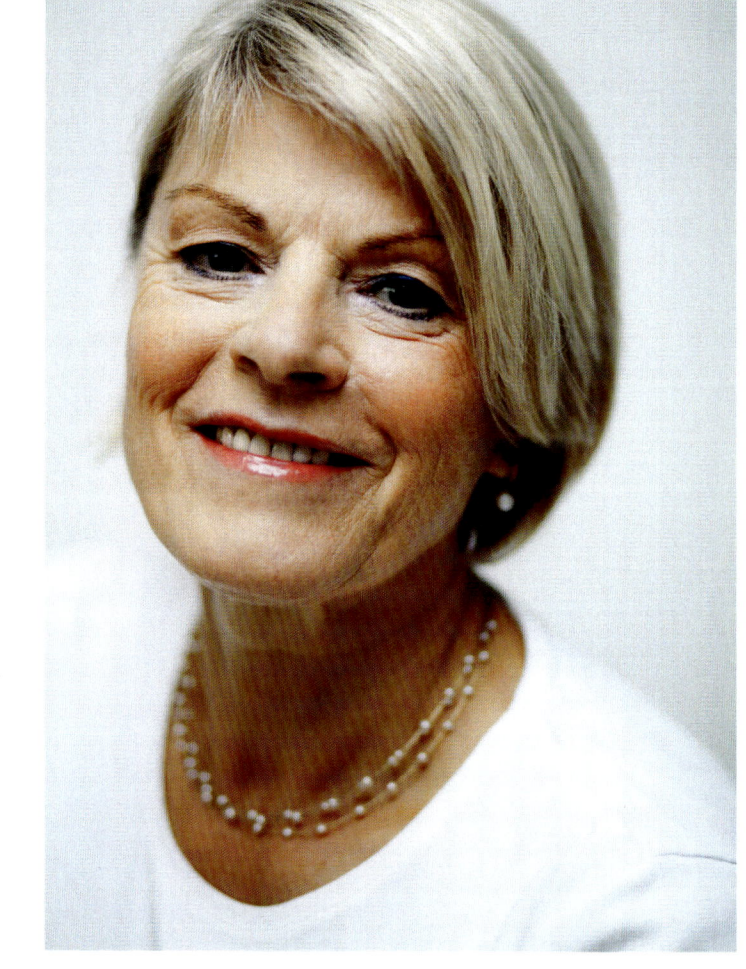

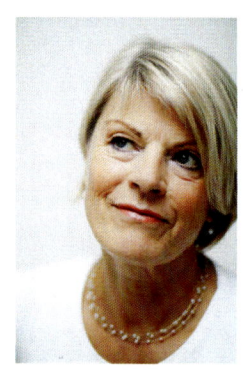

Hannelore E. profitiert von dezenten Farben, die frisch machen, ohne aufdringlich zu wirken. Die Augen sind mit kupferfarbenem Lidschattenpuder in der Lidfalte betont. Dazu paßt ein Lila-Ton als Kajal in der oberen und unteren Wimpernlinie. Das Rouge ist gold-rosé und auf den Lippen liegt ein warmes Pink-Braun. Goldfarbenes Gloss als I-Tüpfelchen.

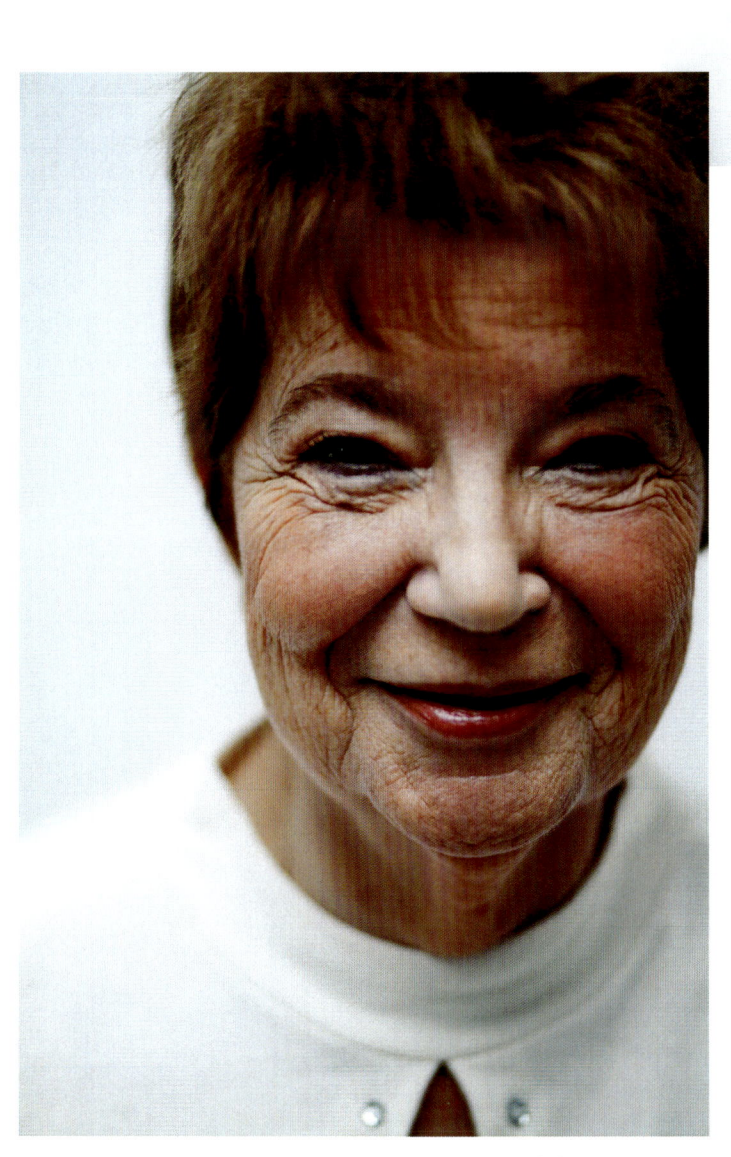

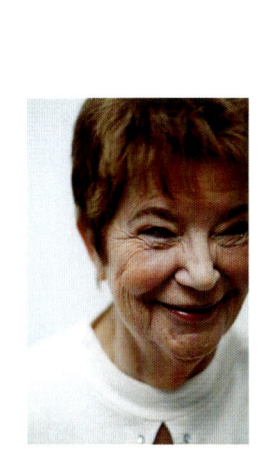

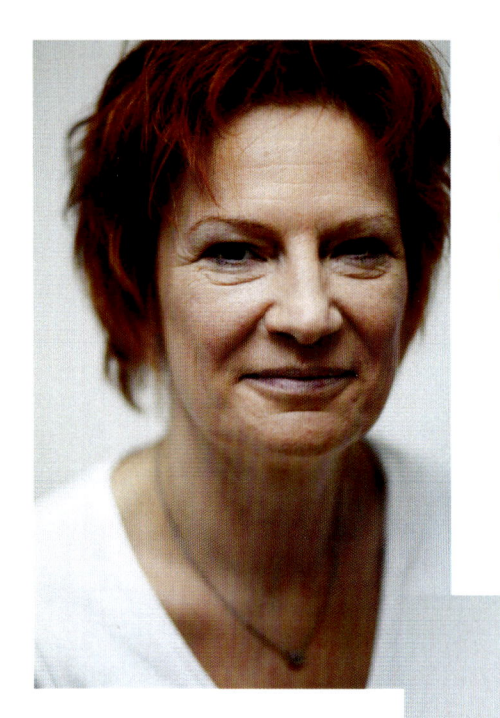

Reginas klassische „irische" Schönheit lebt von warmen Farben: Auf den Augenlidern liegt gold und khaki-grün. Ein braun-goldenes Rouge belebt den Teint und der Mund verlangt geradezu nach einer Betonung durch einen kräftigen ziegelroten Lippenstift. Darüber goldfarbenes Gloss.

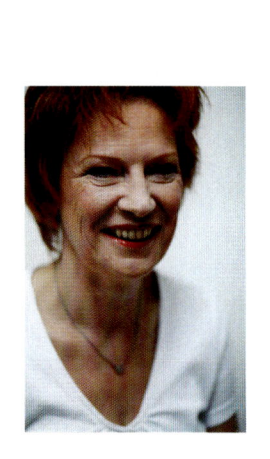

Corinnas Make-up legt den Schwerpunkt auf ein warmes, rotbraunes Rouge auf den Wangen sowie auf die Lippen, die passend in rot-braunen Tönen geschminkt sind. Die dunklen Augen werden mit rosenholz und zart-lila Lidschattenpuder betont. Lilafarbener Lidstrich sorgt für ausdrucksvollen Kontrast.

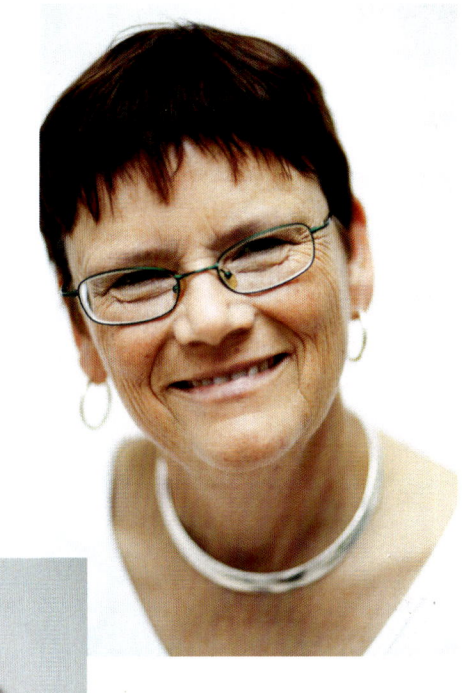

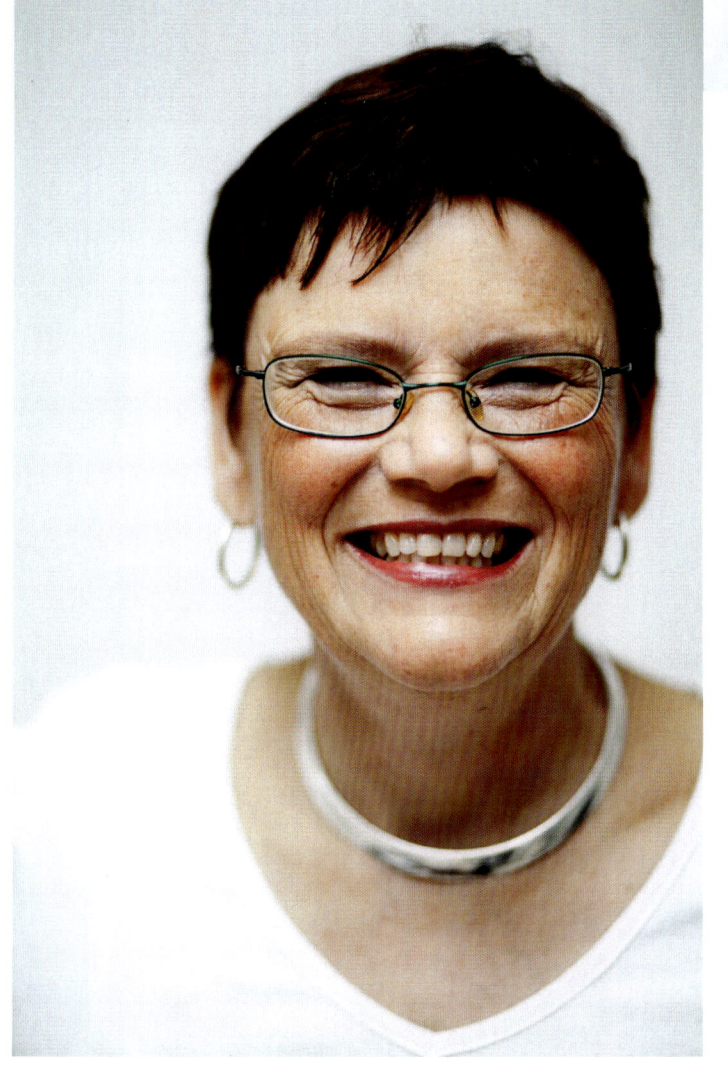

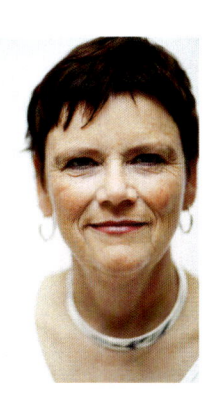

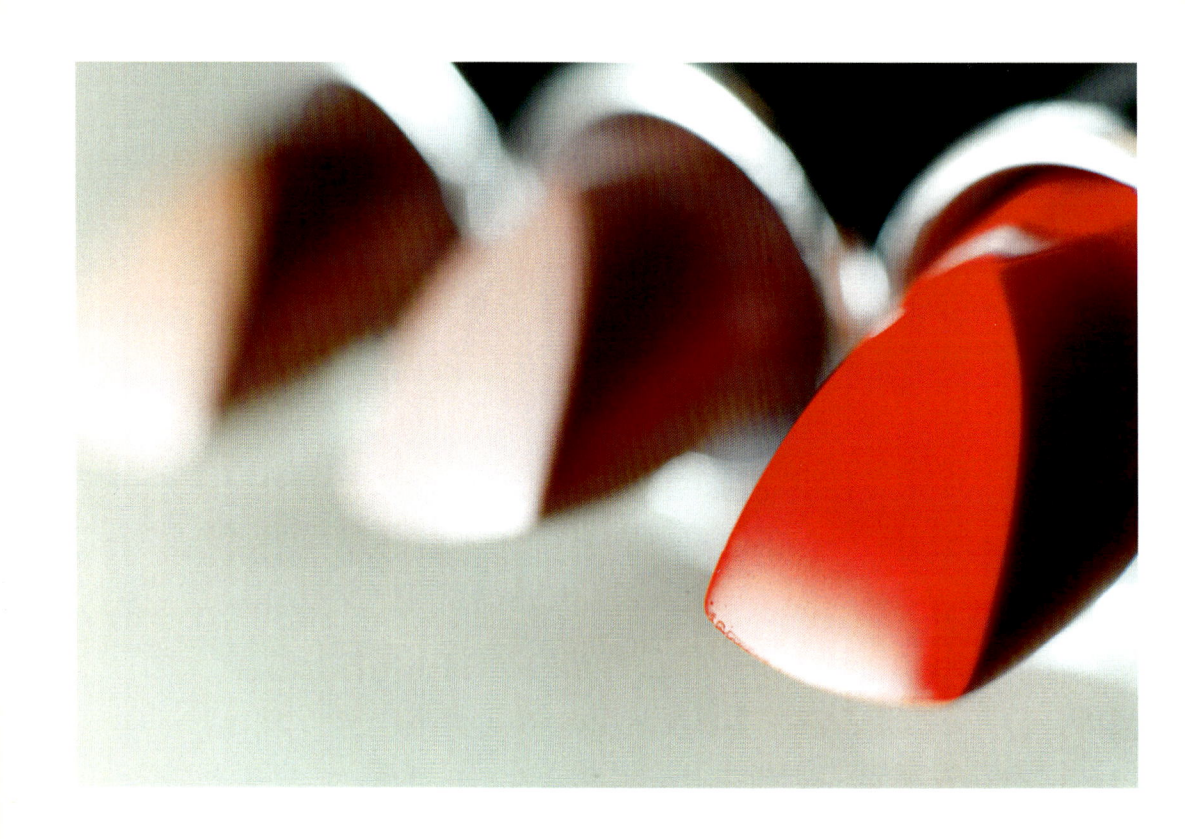

"Nur oberflächliche Leute urteilen nicht nach dem Äußeren. Das wahre Geheimnis der Welt liegt im Sichtbaren, nicht im Unsichtbaren."

Oscar Wilde

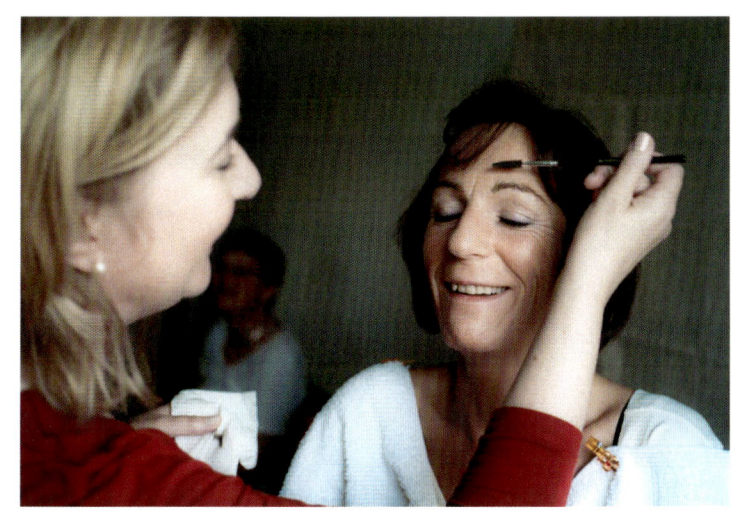

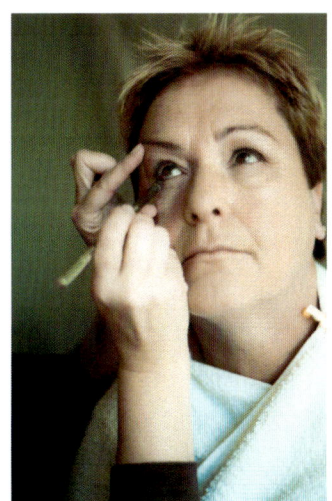

Imke Folkerts, geboren 1957, studierte Ethnologie und beschäftigte sich viel später mit Visagistik. Sie meint, die innere Schönheit sollte sich auch im Äußeren eines Menschen spiegeln. http://www.rosabelverde.de

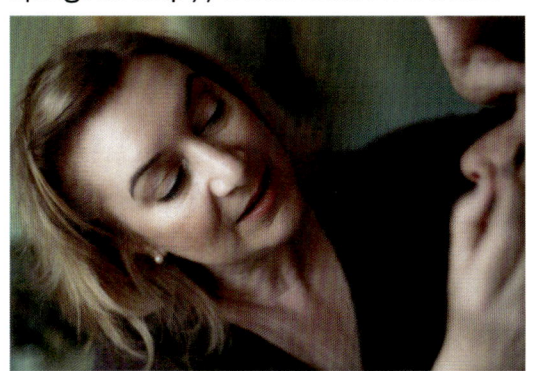

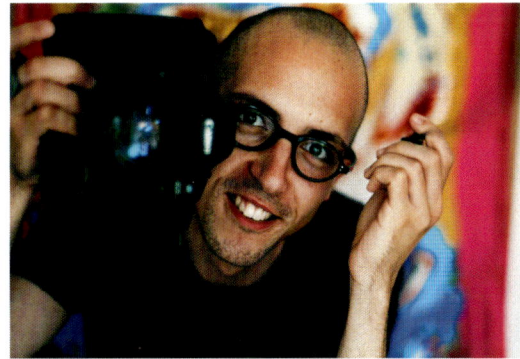

Konstantin Mihov, geboren 1985, studierte Psychologie und Literaturwissenschaft und beschäftigt sich mit Fotografie. Er versucht, unsichtbar zu sein. http://imperfiction.com